Hans-Helmut Decker-Voigt

Die Kunst der Pause

Übungen zur Vitalisierung und Entspannung für Lehrerinnen und Lehrer

mit Illustrationen von
Christine Mauch

Auer Verlag GmbH

Gedruckt auf umweltbewusst gefertigtem, chlorfrei gebleichtem
und alterungsbeständigem Papier.

1. Auflage. 2003
Nach der Neuregelung der deutschen Rechtschreibung

Satz: Fotosatz H. Buck, Kumhausen
Druck und Bindung: Ludwig Auer GmbH, Donauwörth
ISBN 3-403-0**3623**-5

Inhaltsverzeichnis

Die Übungen

Zu Autor und Buch

Hans-Helmut Decker-Voigt, Autor, Entwickler und Sammler dieser Übungen für die „Kunst der Pause" war selbst „nie richtig und ganz" in einer Schule. Dafür war er mit Gesundheitsfragen schon beschäftigt, als seine Generation noch zur Schule ging. Als Patient.

Polio und TBC ließen den Autor SchullehrerInnen, Schulfächer und Fachinhalte meistens an seinem Bettrand erleben und ihn dafür früh Erfahrungen mit Gesundsein/Kranksein sammeln – und Erfahrungen mit Spielen zur Vitalisierung und Entspannung, die ihm seine Mutter und seine PrivatlehrerInnen zusammen mit den verschiedenen Schulfächern vermittelten, jeweils orientiert an der gegenwärtigen Befindlichkeit und ihren Möglichkeiten.

Trotz der anfänglichen Schulferne oder gerade deretwegen hat sich der Autor seitdem mit Schule und Schulleben ebenso verbunden gefühlt wie mit der zugehörigen Gegenwelt von Schule: der Therapie.

Seine erste Unterrichtstätigkeit war an einer Pädagogischen Hochschule (Lüneburg), wo er auch seine Frau (Lehrerin) kennen lernte. Mit ihr bewohnte er eine Alte Dorfschule und von dort aus gründete und leitete er verschiedene Institutionen mit Unterrichtsbetrieb, mit Unterrichtsstoff, mit SchülerInnen, StudentInnen und – eben LehrerInnen, DozentInnen.

Heute ist der Autor Professor der Hochschule für Musik und Theater Hamburg, Direktor des dortigen Instituts für Musiktherapie und Präsident der Akademie der Herbert von Karajan-Stiftung Berlin. Er promovierte in den USA in Psychologie und arbeitet als Psychologe, Musiktherapeut und Ausdruckstherapeut in verschiedenen Projekten seines Instituts in Hamburg und in Osteuropa und in Fernost. Neben der Ausbildung von Menschen in künstlerischen Psychotherapien betreut Decker-Voigt weiter StudentInnen in der Sonderpädagogik-Ausbildung der Universität Hamburg und schulische Institutionen als Supervisor. Neben seiner Leitungs- und Lehrtätigkeit am Hamburger Institut arbeitet der Autor in freier Praxis in der Klinik Gut Wienebüttel/Lüneburg als akademischer Lehreinrichtung des Instituts.

Seine Bücher (Bibliographie s. S. 94) wurden bisher in sieben Sprachen übersetzt und verbinden westliches Gesundheitswissen tiefenpsychologischer Prägung mit ganzheitsmedizinischen Konzepten aus Fernost.

Die vorliegenden Handreichungen, die sich speziell an Lehrerinnen und Lehrer richten, bauen auf eben dieser Verbindung von Hilfe und Selbsthilfe auf.

An der eigenen gegenwärtigen Befindlichkeit und den Möglichkeiten zu Vitalisierung und Entspannung möge sich auch die Benutzerin, der Benutzer dieses Büchleins orientieren. Die Aufgaben darin sind keine Schulaufgaben. Sie sollen der möglichen Kurz-Erholung derer dienen, die sich davor und danach wieder der komplexesten Aufgabe stellen, die es gibt: beruflich mit Menschen zusammen zu sein, in und vor Gruppen zu sein.

Die Rubriken „Erholung im Sitzen“, „Erholung im Stehen“, „Erholung im Liegen“ setzen keine besonderen Rahmenbedingungen in einem Lehrerzimmer während der Pause voraus. Sie sind aber auch „Entwicklungshilfe für Ruhezonen in der Schule“, wie sie in amerikanischen Schulen längst etabliert sind und in deutschen Konzernen zur Steigerung der Lebensqualität am Arbeitsplatz und gleichzeitig auch als messbare Prävention im Gesundheitsbereich immer weiter ausgebaut werden.

Lehrer: bezahlt, um mit Menschen zusammen zu sein

„Lehrerinnen und Lehrer arbeiten in einem Interaktionsberuf: Sie werden bezahlt, um professionell mit Menschen zusammen zu sein – anlässlich der Vermittlung von Kulturtechniken in Formen angemessenen Unterrichts" (aus dem Referat eines Vertreters des Regierungspräsidiums im Rahmen der nordrhein-westfälischen Lehrerfortbildung in Arnsberg 1978).

Das war einmal. Und es war schon immer besonders anstrengend. Die (Schul-)Welt hat sich verändert. In Abwandlung eines Zitats des amerikanischen Psychoanalytikers James Hillman ließe sich die Schulentwicklung im vergangenen 20. Jahrhundert so zusammenfassen: 100 weitere Jahre deutsche Schule – und es geht ihr immer schlechter.

Klagen wir ein bisschen – Klagen ist gesund

Beginnen wir mit Jammer (nicht Jammern) und mit Klagen (schon deshalb, weil – therapeutisch gesehen – präzise adressiertes Be-Klagen von Be-Jammernswertem eine nachweislich höchst gesunde Sache ist). Der zweite Teil dieser Einleitung dient dann der Selbsthilfe für Sie – um künftig weniger Anlässe für das Klagen zu haben bzw. ein Gegengewicht zum nicht abänderbaren Dis-Stress zu wissen und zu handhaben.

Hinter den bekannten statistisch begründeten Aussagen wie zum Beispiel der einen, dass nur jeder dritte Lehrer die normale Altersgrenze erreicht, die Majorität hingegen über krankheitsbedingte Vorruhestands- und Frühpensionierungsregelungen aus diesem ursprünglich einmal gewollten Beruf flieht, stehen (unter anderem) folgende Phänomene:

- Lehrer sollen/müssen akzeptieren, dass die Aufgabenstellungen der Schule den Forderungen der Produktions- und Konsumwelt folgen müssen,
- dass „spielerisches Lernen zugunsten effektiver Aneignungscodes“ zurückzutreten hat,
- dass vor dem phantasievollen Umgang mit (zum Beispiel) Dichtung „Beschäftigungen mit gesellschaftlichem Nutzen“ zu stehen haben

(in „“ gesetzte Formeln s. Hessische Rahmenrichtlinien, zitiert nach Ludwig Harig, FAZ 9.Juli 2002).

Dagegen die heute – unzufällig wieder oft zitierte – Zielsetzung eines Pestalozzi: „Schulunterricht ohne Umfassung des ganzen Geistes, dessen die Menschenerziehung bedarf, und ohne auf das Leben der häuslichen Verhältnisse gebaut, führt in meinen Augen nicht weiter als zu einer Verschrumpfungsmethode unseres Geschlechtes.“

Sie, diese in der Romantik ganz und gar unromantisch geäußerte Ideal-Zielrichtung, die gleichzeitig warnt, droht, bedroht, galt noch vor gar nicht langer Zeit, in der wir heutigen Lehrkräfte schon welche waren und mit unseren Motivationen und unserer damaligen Gesundheit in unseren Lehrberuf starteten. Das Bedrohliche wird heute nicht sehr anders formuliert, wenn unsere (hiesige) Gesellschaft (es gibt auch andere) als eine insgesamt emotional verkümmernde Hochleistungs- und Spaß-Gesellschaft gesehen wird.

Mittendrin Lehrer und Lehrerinnen mit Merkmalen in einem Anforderungsprofil, das (mal wieder) neu ist. Davon nur einige Merkmale:

- Vermittlung von Kulturtechniken/Fächern, deren Zahl sich im Verlauf des 20. Jahrhunderts verdoppelt und deren Inhalte sich im 20. Jahrhundert verzweiundzwanzigfacht haben (Vergleich der Curricula allgemein bildender Schulen 1916 und im dtv-summary des Wissens bis zum Abitur).
- Diese Vermittlung/Erziehung kann nicht mehr „aufbauen auf den häuslichen Verhältnissen“ (Pestalozzi), sondern soll/muss

mehr denn je seit der Wiederaufnahme eines geregelten Schulbetriebs im Nachkriegsdeutschland diese häuslichen (Miss-)Verhältnisse auszugleichen versuchen.

- Wenn solches nicht (auf)geht, sprechen wir in der Psychologie nicht von Ausgleichsversuchen, sondern von Kompensation. Schullehrer betreiben Kompensationsarbeit für Elternhäuser, die sich mehr und mehr auf die Schule und ihre LehrerInnen verlassen, verlassen müssen – aufgrund von Rollenveränderungen bei Elternteilen, aufgrund von veränderter Arbeitsplatzstruktur, aufgrund usw. usf.
- Diese Vermittlung/Erziehung durch Lehrer konkurriert mit einer Medienvielfalt und -dichte, deren Attraktivität für das Sensorium jeder Schülerklientel eine nicht mehr bremsbare Verführung bedeutet. Eine Untersuchung der Stanford-University/California zeigt erste hirnorganische Veränderungen aufgrund des Medienkonsums, die auf eine Einschränkung des Wahrnehmungsspektrums hinweisen. Die angebotenen Informationsfluten werden unbewältigbar und die Schule und die Lehrer müssen mehr denn je Strukturierungshilfe im Medien-Wahrnehmungsdschungel geben.
- Die „Emotionale Verkümmerung" ist keine Drohung aus einem ungern sterbenden Elfenbeinturmdenken heraus, sondern sie ist schlicht messbare Veränderung in unserer Hirnorganik mit Verkümmerungsfolgen für Erleben und Erfahren, also Lernen.

Alles dies zeigt sich für LehrerInnen nicht nur am Montagmorgen in den Klassen, wenn „Kinder sich am Wochenende ohne Verständnis und Wärme selbst ausgesetzt sind" (Traugott Giesen in einem NDR-Essay nach dem Erfurter Drama), sondern die Woche durch, den Monat hindurch, die Zeiten zwischen den Ferien hindurch.

Ferien, die für zunehmend mehr LehrerInnen ihre Erholungsfunktion dadurch einbüßen, dass erste Ferienteile eher Genesungscharakter von gesammelten Beschwerden psychischer und physischer Art tragen und von Merkmalen einer Rekonvaleszenz gefolgt werden – Ferien, die nur noch in kleinen Zeitresten den Charakter energierückbringender Aufbauphasen tragen.

Gegenteil von Klage: Bei sich anfangen – mit der Gesundheit

Die Weltgesundheitsorganisation (WHO) verbindet mit den weltweit zunehmenden Präventionsstrategien drei Säulen

- Ernährung
- Bewegung
- Entspannung.

In allen Bereichen, in denen ein einzelner Mensch sich um Prävention bemüht, stelle ich eine vierte Säule hinzu:

- Kommunikation

mit dem Ziel, die zunehmenden Einwegwahrnehmungen des Menschen am PC-Arbeitsplatz, in der Unterhaltungselektronik zu Hause und in den kommerziell organisierten Erholungszentren wie Discos u.ä. ausgleichen zu helfen. Ausgleich durch Kommunikation zwischen Menschen, die der „Begegnung", dem „Einander-Verstehen" dient, nicht bloßem Austausch im Sinne einer Interaktion.

Diese 4. Säule ist gerade bei Lehrern und Lehrerinnen und anderen Interaktionsberufen überstrapaziert, zu durchgehend gefordert, zu ununterbrochen und verhindert die gesundheitlich so wichtige „Kommunikation mit sich selbst", die Begegnung mit sich selbst, das Beschäftigtsein mit sich selbst.

Anderen Berufen als Interaktionsberufen, die eher isoliert arbeiten, fehlt soziale Kommunikation und diese gehört dann zum Präventionsprogramm. Kommunikativ ständig geforderten Kolleginnen und Kollegen sollen die Übungen dieses Buches das Gegenteil ermöglichen: den Focus, die Wahrnehmungsrichtung auf sich zu lenken.

Die Übungen sind so aufgebaut, dass sie als kurze Erholungszeit mitten im Schulvormittag bzw. ähnlichem beruflichen Gefordertsein „Behandlungs-Nischen für sich selbst" bieten.

Kleine Zeiten des Innehaltens – für Sie und Ihre Wahrnehmung für sich. Bewusstheit ist dafür wichtig.

Die Übungen laden Ihre Bewusstheit zur Beschäftigung ein mit

- Ihrem Körper
- Ihrer Atmung
- Ihrer Stimme
- Ihrer Haut
- Ihrer Empfindung.

Deren „eigentliche Einheit" setzen wir voraus, sowohl vor dem Hintergrund der westlichen Medizin und Psychologie, wenn sie „holistisch" denkt, ganzheitlich, und nicht am Einzelteil (Symptom) orientiert als auch vor dem Hintergrund des fernöstlichen ganzheitsmedizinischen Verstehens von Leben und Arbeit, von Spannung – Abspannung – Entspannung.

Warum Bücher wie dieses für unser Sensorium (eigentlich) unmöglich sind

Fächer wie Mathematik oder auch Biologie nur aus Büchern zu lernen – ohne die Kommunikation mit einem pädagogischen Menschen, der das Lernen des Stoffes mit in die lebendige Beziehung zum Lernenden nimmt, ist schon unmöglich. Noch unmöglicher wird ein Lernen aus Büchern, wenn in den Lernprozess sensorische Wahrnehmungen einbezogen sind. Pedro de Alcantara zieht für diese Unmöglichkeit das Beispiel Singen heran: Über Singen erschienen ganze Bibliotheken. Aber wer lernt schon Singen aus einem Gesangbuch oder gar aus einem Buch über das Singen?

Dieses Buch ist daher kein „Selbststudium zur Entspannung", sondern eine Sammlung „bewährter Exzerpte" in kleinen Schritten.

Wofür dieses Buch möglich ist

Dieses Buch nimmt aus bewährten Methoden für Vitalisierung und Entspannung diejenigen Schritte heraus, die Ihnen in kurzer Zeit und vor dem Hintergrund vieler Erfahrungen mit solchen Schritten Gutes tun können.

Mal geschieht dies auf der Ansprechebene Ihrer Sinne mit deren Anregungskraft („Vitalisierung", die immer auch mit Spannungsaufbau arbeitet) und mal auf der gegenteiligen Ebene der Entspannung. Teil und Gegenteil gehören zusammen. Der äußere „Kontrast" von Entspannung und Vitalisierung ist eine wechselseitige ständige Beeinflussung und Zugehörigkeit.

Kon-trahere (lat.) meint „zusammenziehen". Die Übungen sind Anregungen dazu, dass Sie in Ihren Pausen (oder natürlich auch zu Hause oder an anderen Orten) Entspannung und Vitalisierung „zusammenziehen", einmal auf kurzem Zeitraum zusammenziehen, zum anderen in sich selbst zusammenziehen lassen.

Füttern Sie Ihre Sinne in der Pause – mit sich.

In der Schule lernten und lehren wir die Funktionen von fünf Sinnen:

Sehen
Hören
Schmecken
Tasten
Riechen.

Die meist in dieser Reihenfolge gelernte Sinnen-Folge ist denkbar un-sinnig. Wir erfahren unsere Sinne von unserer Zeugung an im Mutterleib und postnatal, nach der Geburt, ganz anders und mitnichten nacheinander. So ist „Hören" vor dem „Sehen" dran und der Tastsinn ist mindestens zweigeteilt: Wir erleben das Berührtwerden gänzlich anders als das Berühren.

Wir entwickeln auch keinen Sinn vorgeburtlich isoliert. So prägt uns die Erfahrung des mütterlichen Herzschlages (26–28 Millionen Mal während einer gelingenden Schwangerschaft rhythmisieren wir mit ihm, diesem ersten „Beat") immer zusammen mit dem aktiven oder rezeptiven Tastsinn.

Wir haben über die fünf Sinne hinaus einen „sechsten Sinn", der im Umgangsdeutsch auch so heißt und meist mit „Intuition" gleichgesetzt wird.

Richtig ist, dass wir einen Sinn haben, mit dem wir *körpereigene Reize* wahrnehmen können. „Propriozeption" nennen wir ihn in der Fachterminologie. Eigenwahrnehmung ist damit gemeint.

Zum Schluss: Oliver Sacks und die Propriozeption

Ich zitiere Oliver Sacks, dem ich auf einer Tagung in Toronto 1994 zum ersten Mal begegnete und viel Motivation zur Beschäftigung mit „Muskelsinn" verdanke:

„Wir haben fünf Sinne, die wir leicht identifizieren können und auf die wir uns mit einem gewissen Stolz verlassen. Auf sie gründet sich unser Verständnis der sinnlich fassbaren Welt. Aber es gibt noch andere Sinne – verborgene Sinne (...) –, die ebenso lebenswichtig, aber praktisch unbekannt sind. Diese Sinne, die unbewusst und automatisch funktionieren, mussten erst entdeckt werden, was praktisch erst in den letzten hundert Jahren geschehen ist. Was man im viktorianischen Zeitalter vage mit „Muskelsinn" umschrieb – das Bewusstsein von der relativen Stellung des Rumpfes und der Gliedmaßen aufgrund von Informationen, die von Rezeptoren an Sehnen und Gelenken weitergegeben werden – wurde erst in den 90er Jahren des 19. Jahrhunderts genau definiert und mit dem Begriff „Eigenwahrnehmung" (Propriozeption) benannt" (s. Oliver Sacks, Der Mann, der seine Frau mit einem Hut verwechselte, Reinbek 1987).

Dieser Eigenwahrnehmung und jener, wie sie die Sozialpsychologie als zugehörigem Gegenteil zur Fremdwahrnehmung im Sinne Martin Bubers „Ich und Du“ und zur Kontextwahrnehmung versteht, dient dieses Büchlein.

Hans-Helmut Decker-Voigt

Was ich für die Übungen brauche: Tipps für die Benutzerinnen und Benutzer dieser Sammlung

Damit die einzelnen „Erholungs-Übungen" Sie wirklich, d. h. wirksam erfrischen, hier einige hilfreiche Erfahrungen, die ich mit mir selbst und viele andere mit sich selbst und in Gruppen mit diesen Übungen machten:

Zunächst:

Von der Funktion der Wörter bei Anweisungen

Anweisungen, Vorschläge, Hilfestellungen, Formulierungen, die wir – Sie und ich – im Zusammensein mit einem oder mehreren Menschen äußern, sind immer auch Manipulation, ganz gleich ob in Erziehung, Unterricht oder Therapie. Wenn ich „Krokodil" sage oder lese, ist es da – das Krokodil. Sage oder lese ich „rosa Krokodil" – ist es rosa.

So beeinflussen wir Menschen uns positiv oder negativ mit jedem Wort – je bewusster dieses gesagt und aufgenommen wird, desto tiefer ist die Wirkung.

Dennoch sind Anweisungen, Ideenvorschläge wie meine in diesem Buch nicht zu verwechseln mit der Einladung zu Meditation, Trance, Selbsthypnose o.Ä. – so gut diese Verfahren sein können.

Vielmehr beabsichtige ich mit Ihnen, den Benutzern dieses Buches, einen Dreierschritt zu gehen, wie ihn zum Beispiel auch die Alexander-Technik lehrt. Jedes Wort, jede Formulierung zielt auf einen Dreierschritt ab, den Sie gehen können:

1) Sie geben sich über meine Worte, die Sie lesen, selbst eine mentale Anweisung.
2) Sie gehen damit in Ihre körperlich fühlbare Wirklichkeit.
3) Sie geben sich selbst ein Feedback über das, was Sie spüren (sensorisches Feedback).

Dabei brauchen Sie nichts wörtlich zu nehmen oder gar zu „befolgen“. Folgen Sie der Anregung, die meine Wörter in Ihnen auslösen. Vielleicht.

Auch alle meine Angaben über Zeitempfehlung in Minuten, über Ort und Varianten sind Empfehlungen, die Sie nach Gutdünken ändern. Nur gut tun sollte Ihnen die Änderung.

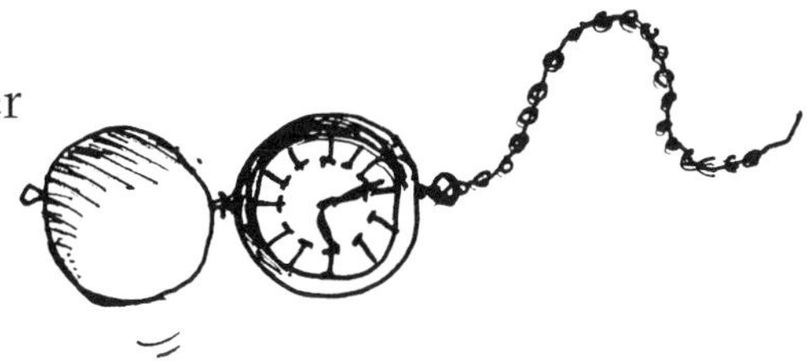

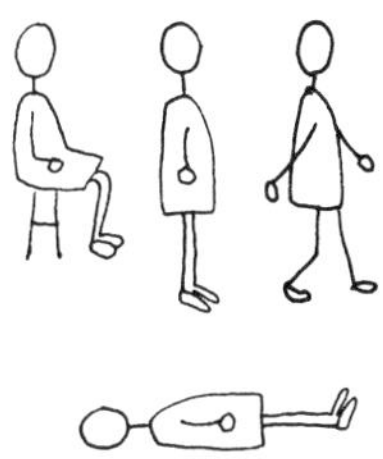

Diese Symbole finden Sie am Anfang jeder Übung. Sie zeigen Ihnen die jeweils sinnvollste Körperhaltung für die jeweilige Übung (Sitzen, Stehen, Gehen, Liegen). Bei Übungen im Sitzen sollte der Stuhl nicht zu bequem sein, jedoch mit niedrigen Lehnen (sonst ohne) und einem Sitzwinkel, der Sie nicht nach hinten rutschen lässt. Ein Stuhl für Ihren „rechten“ Sitz(winkel)!

Investieren Sie Zeit, um einen Raum oder eine Raumecke für Ihre Kunst der (Erholungs-)Pause zu suchen und zu finden.

Wir haben in unserem Land noch nicht überall Ruhezonen für Mitarbeiter, wie sie viele amerikanische Schulen für ihre LehrerInnen und noch mehr Firmen bereits haben. Deshalb suchen Sie in Ruhe einen Ruhe-Raum.

Dieser sollte möglichst immer derselbe sein.

Und um ein kleines persönliches Ritual daraus werden zu lassen, sei Ihnen sowohl für Übungen im Stehen als auch im Liegen eine eigene Decke oder Matte (ISO o.ä. Material) empfohlen.

Eine eigene Decke ist besonders hilfreich als Symbol für „mein Ruhe-Spielraum“. Achten Sie auf eine Farbe, die Sie mit Ruhe verbinden. Wenn Sie der Forschung folgen wollen (Farben senden Wellen aus, die auf unsere Organe treffen, die ebenfalls in Frequenzen schwingen und nützen oder schädigen können), dann nehmen Sie eine Decke in den Farben Orange oder Pfirsich oder Rost oder Terracotta. Sonst „Ihre“ persönliche …

Investieren Sie Zeit, um zu prüfen, ob und wie viel Zeit Sie für Ihre Erholungs-Übung haben.

Für die meisten Übungen sind Sie, der Raum, die Zeit und ein Stuhl völlig genug. Nachfolgend Hinweise für die wenigen Übungen, in denen weitere Entspannungs-Instrumente wichtig sind:

Für etliche Übungen reicht es, dass Sie dieses leicht aufklappbare Buch mit seiner großen Typographie vorher lesen und dann beiseite legen, um in die Erfahrung mit der Übung zu gehen.

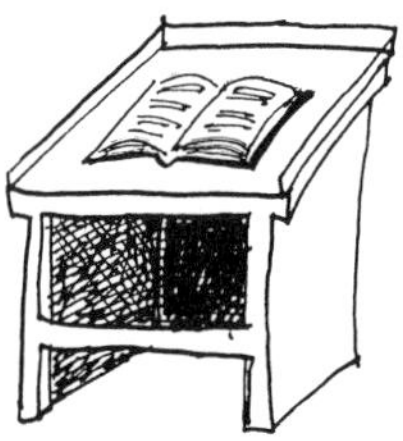

Etliche Übungen mit verschiedenen Schritten wirken besonders gut, wenn Sie das Buch vor sich bequem ablegen und mit dem Auge während der Übung die Schritte im Text mitvollziehen können.

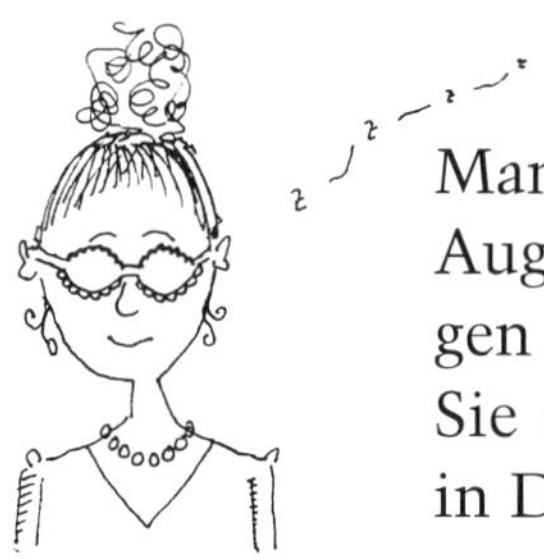

Manche Übungen wirken tiefer mit geschlossenen Augen. Wenn Sie darin nicht geübt sind (die Augen am Tag geschlossen zu halten) – dann nutzen Sie eine einfache Schlafmaske (im Reisezubehör, in Drogerien/Apotheken zu bekommen).

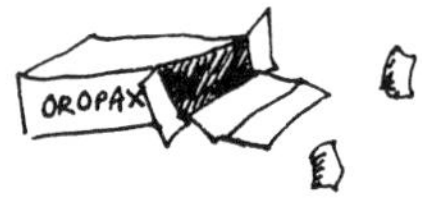

Andere Übungen brauchen mehr innere Ruhe. Wenn Sie sich am Anfang leicht ablenkbar erleben – dann nutzen Sie Ohrenstöpsel.

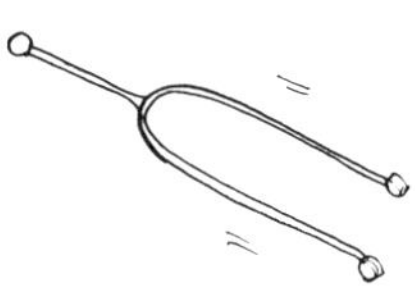

Manche Übungen brauchen ein kleines Instrument (Langklinger wie Stimmgabel, kleines Becken).

Alle Hilfsmittel – vom Raum über Stuhl bis zu Pult, Schlafmaske usw. – sind nicht nur als „Mittel zum Zweck" wichtig, sondern verhelfen Ihnen dazu, Ihre Erholungspause als ein ebenso kleines wie wichtiges Ritual zu erleben.

Was in Ihrer Selbstbehandlung ganz wichtig ist:

Wenn Sie erregt, aufgedreht sind und sich nach Entspannung sehnen – dann respektieren Sie zunächst Ihren Jetzt-Zustand, der sicher Gründe hat und gestalten Sie erst einen kleinen Übergang zum weiteren Text der Übung: zum Beispiel Fäuste ballen, mehrere Male schneller atmen ..., um dann erst die Übung zu realisieren, die Sie in Entspannung begleiten soll.

Umgekehrt: Fühlen Sie sich matt und sehnen sich nach nötiger Vitalität – dann respektieren Sie Ihre ebenso sicher begründete Mattheit und beginnen zunächst langsam und leise – mit langsamem Atmen und ganz kleinen Bewegungen, mit denen Sie dies Buch ruhig in Ihrer Hand oder auf dem Schenkel oder Tisch ruhen lassen – bevor Sie mit dem Lesen beginnen.

Klein anfangen

Motto: Erholen während der Arbeit

1

Sie brauchen dazu

- einen bequemen Sitzplatz

Einstimmende Information

Wir kennen inzwischen die Stellen unseres Körpers, an denen sozusagen der ganze Rest zusammentrifft, die als Teile für das Ganze stehen, pars pro toto, zum Beispiel die Fußsohle. Oder das Profil unseres Außenohres (Letzteres ist übrigens eine viel zu wenig genutzte „erogene Zone" – massieren Sie Ihren Partner einmal dort).

Für unsere Übung ist eine solche „Teil für das Ganze"-Partie unseres Körpers: die Hand. Gezielte Bewegung und bewusste Gestaltung unserer Hände entspannen Nerven und damit den Geist.

Und Sie können, wenn Sie LehrerIn sind, diese und andere Übungen erleben, während Sie eine Klassenarbeit schreiben lassen oder die Schüler selbstständig arbeiten, Sie nicht brauchen.

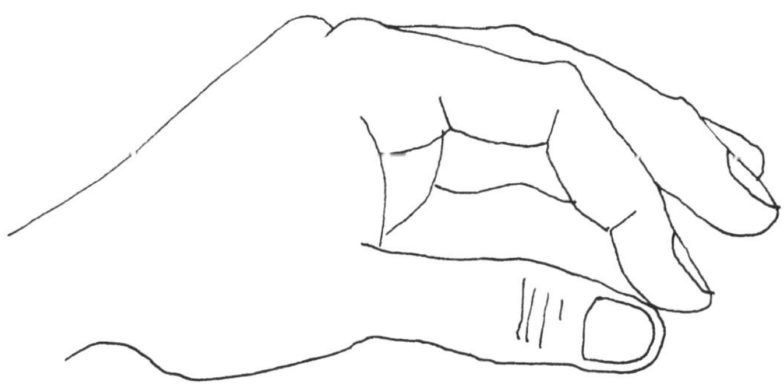

In das Erleben kommen

Lesen Sie erst diesen Text durch:
Strecken Sie die Finger beider Hände aus (Handflächen zu wirklichen Flächen werden lassen).
Jetzt lassen Sie die Daumen kreisen –
erst von außen nach innen (die Daumen beginnen am Zeigefinger und wandern über Mittelfinger und Ringfinger nach außen), dann kreisen sie umgekehrt: von innen nach außen.

Kurze Probe, damit sich unser Daumengedächtnis den Kreis merken kann:
Einmal von außen nach innen,
einmal von innen nach außen.

Jetzt kreisen wir länger: 5 Minuten lang …

(Die QiGong-Tradition, aus der diese Übung stammt, sieht 49 Kreise in jeder Richtung vor für Männer und 36 Kreise für Frauen. Warum – das bleibt auch in den mir zur Verfügung stehenden Quellen ein Geheimnis.)

Jedoch wirkt die Entspannungsübung auch ohne allzu genaues Zählen in unserem Kulturkreis – aufgrund der Auswirkung unserer konzentrierenden Fein- und Psychomotorik auf das Gesamt unseres Körpers als Sitz von Seele und Geist.

Fingertanz

Motto: Die Teile für mein Ganzes tanzen lassen

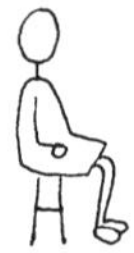

2

Sie brauchen dazu

- einen Stuhl
- eine Tischfläche vor sich (Tanzfläche für Ihre Finger)
- einen Walkman oder Discman mit Kopfhörer
- einen Raum, in dem Sie allein sind und nicht gestört werden
- eine MC oder CD (wegen schneller Auffindung der Tracks besser CD) mit einem Musikstück, das Sie besonders in Schwung versetzt, an Ihre „Tanzlust“ erinnert.

Einstimmende Information

In einem seiner frühen Filme legt Charlie Chaplin einen Tanz auf dem Tisch hin, der die Zuschauer in den Kinos der letzten drei Generationen Ihrer Familie aufspringen ließ vor Tanzlust. Dabei tanzt nicht Charlie, sondern er spießt zwei Brötchenhälften auf Gabeln und lässt diese tanzen. Die Szene ist der Ideen-Geber für die nachfolgende Chance für Ihre Finger.

Den ernsthaften psychomotorischen Hintergrund für diese Übungen lasen Sie in der vorigen Übung.

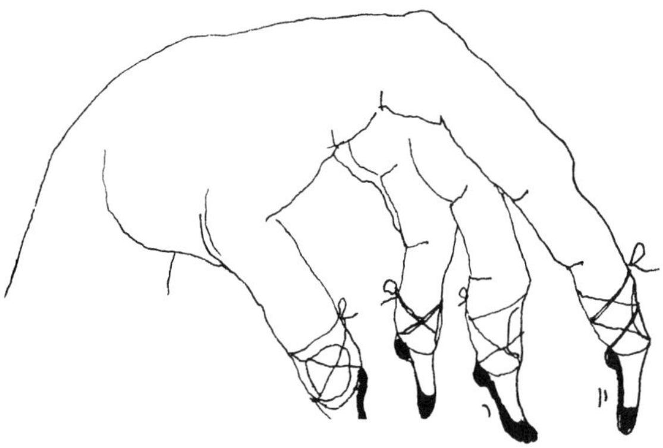

In das Erleben kommen

Präparieren Sie Ihren Walkman, so dass Sie (etwas später) Ihr Musikstück durch „Start“ abspielen lassen können.
Suchen Sie sich jetzt eine Tanzfläche, die bequem für Ihre Hände und Finger ist: Die Tischfläche vor Ihnen oder Ihre Oberschenkel ...

Ihre Hände und Finger sind jetzt Ihre Tanzbeine, Ihre Fingerspitzen sind Ihre Füße.

Einige Probeschritte für die Finger?

Jetzt starten Sie Ihren Walkman und viel Spaß an diesem „Tanz zur Entspannung durch Spannung“!

Transfer in Gruppen/Klassen

Sie werden sich beliebt(er) machen, wenn Sie mit diesem Tanz auch Ihre Doppelstunde Mathe oder Ihren Vortrag unterbrechen, zumal wenn Sie dann auf den Walkman verzichten (müssen) und die CD über eine große Anlage einspielen.

Achtung: Den Stil der Musik-CD sollten Sie am Gros Ihres Publikums orientieren, nicht nur an sich selbst.

Stand-Ort im Sitzen

Motto: Für gute Wege ist Voraussetzung ein guter Standort. Der beste ist in einem selbst.

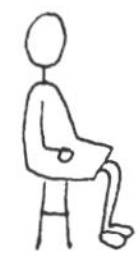

3

Sie brauchen dazu

- einen Stuhl mit Lehnen an vertrautem Ort (Lehrerzimmer, Beratungsraum), wo Sie allein sind oder zusammen mit rücksichtsvollen KollegInnen, die Sie nicht ansprechen, wenn Sie bald die Augen schließen möchten.

Einstimmende Information

Unser Körpergedächtnis kennt am besten und ganz genau
die bequemsten Winkel
für unsere Gelenke
und Körperflächen, auf denen wir
stehen,
sitzen,
an die wir uns anlehnen.
Manchmal reicht eine winzige Bewegungsänderung zum
bestmöglichen Sitz- und Stand-Ort.

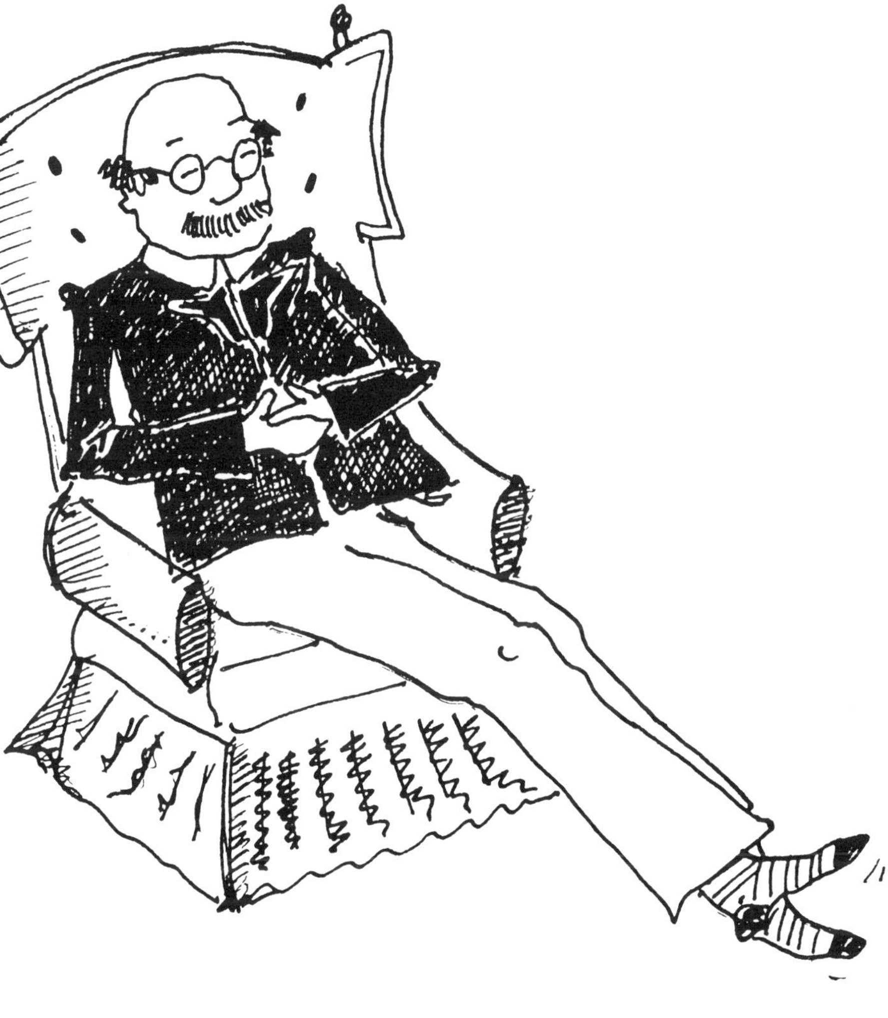

In das Erleben kommen

Setzen Sie sich so bequem, wie es jetzt eben möglich ist.

Wandern Sie mit Ihrer Wahrnehmung,
während Sie diesen Text lesen,
durch Ihren Körper,
bis zu Ihren Füßen.
Erst der eine Fuß,
steht er so gut? Bequem?
Wollen Sie etwas ändern an seiner Stellung?
Jetzt den anderen Fuß.

Haben die beiden Füße einen guten Stand-Ort?
Spüren Sie nach ...

Lässt sich der Standort Ihrer Füße
noch bequemer machen?
Manchmal genügen winzige Umstellungen.
Probieren Sie,
wie die Füße stehen.
Der eine,
der andere.
Spüren Sie nach ...

Das Bewusstsein eines guten Stand-Ortes
wird Ihnen Energie zuwachsen lassen
und ist die Basis für weitere Schritte
auf Ihrem Weg
durch diesen weiteren Tag.

Lassen Sie die anderen um Sie herum,
falls diese reden, ruhig weiterreden,
während Sie sich jetzt darauf vorbereiten,
gleich die Augen zu schließen.

Erinnern Sie frühere Stand-Orte,
an denen Sie die Augen schlossen,
während andere – etwas weiter entfernt –
miteinander weiter sprachen.

Ihr Kinderzimmer,
Ferienorte,
bei sich zu Hause ...

Nachdem Sie so und jetzt über den Stand-Ort
Ihrer Füße gelesen haben,
und dem Hörbaren Ihrer Umgebung erlauben,
sie zu begleiten,

wiederholen Sie diese Wahrnehmung Ihrer
beider Füße
und deren Stand-Ort

mit geschlossenen Augen.

Steigerung

Es gibt kleine aufklappbare Tischständer für Bilder, Bücher, Noten; wenn Sie dies Büchlein aufgeklappt darauf stellen, dann haben Sie Ihre Hände frei.

Transfer in Gruppen/Klassen

Problemlos möglich, wenn Sie Ihre jetzige Rolle als Leser in eine Sprecherrolle wandeln und es sich vor der Gruppe (im Kreis oder frontal, beides möglich) „vor-bildlich" bequem machen können im eigenen Stuhl – im Sinne von Demonstrieren.

Kleiner großer Vitalitätsschub

Motto: Die Atmung machts ...

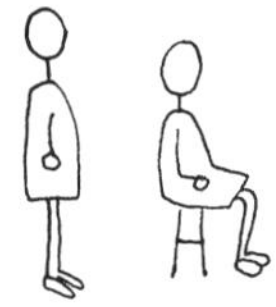

4

Sie brauchen dazu

- Ihren bequemen Sitzplatz

oder (was Sie sich auch immer gestalten können)

- einen besonders bequemen Stehplatz.

Einstimmende Information

Bewusstes Begleiten eigenen Atmens ist nicht allein eine der ältesten und bewährtesten Methoden, um „zu sich zu kommen". Vielmehr wissen wir aus der medizinischen Forschung heute auch um die optimalen Auswirkungen des Austauschens von Innerem und Äußerem, Verbrauchtem und Neuem (und nicht nur Sauerstoff ...)

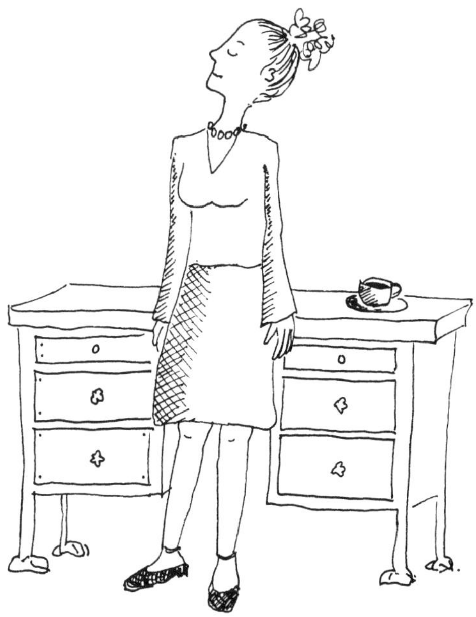

In das Erleben kommen

Richten Sie Ihre Wahrnehmung auf Ihr Atmen. Wie fließt es jetzt?

Ändern Sie nichts – nur einige Augenblicke Ihr Atmen mit der Wahrnehmung begleiten.

Jetzt richten Sie sich auf eine Änderung ein
und legen Sie eine Hand auf Ihr Zwerchfell
(unterhalb der Rippen)
und atmen einmal sehr tief ein -
und zwar in den Bauch!

Atmen Sie nochmal tief in den Bauch ein
Ihre Hand auf dem Zwerchfell bewegt sich fort von Ihnen.

Atmen Sie drei weitere Male auf diese Weise
in Ihren Bauch
und schieben die Zwerchfellhand dabei von sich.

Jetzt lassen Sie die Hände sinken
oder legen sie ab
und atmen einmal tief in den Brustkorb.

Atmen Sie noch vier Male so.

Transfer in Gruppen/Klassen

Problemlos sowohl im Sitzen als auch (noch besser) im Stehen.

Mini-Meditation

Motto: Wenn es am schlimmsten ist …

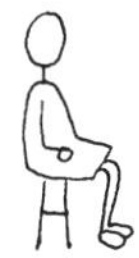

5

Sie brauchen dazu

- 10 Minuten Zeit
- einen Raum, in dem Sie nicht angesprochen werden
- einen Stuhl.

Einstimmende Information

Von den chinesischen Qigong-Lehrern angefangen bis zu Amerikas Topberatern für Topmanager gilt inzwischen gleichermaßen, was auch alle Ergebnisse moderner Stress-Forschung aussagen: Mitten in Zeiten besonderen Zeitdrucks (und anderen Drucks!) kurz zurückziehen, sich – wenn auch nur kurz – zurücknehmen.

Das bewirkt keine Wunder, sondern wirkt „messbar" und „gefühlt".

Ob diese kleine Zeit des Sich-Zurück-Nehmens unter „Meditation" fällt oder unter „Ent-Stressung" ist dabei weniger wichtig. Nur: Sie müssen diese kleine Zeit ernst nehmen. Apropos „Meditation oder Entstressung": Martin Luther lebte auch mit solchen „kleinen Rückzügen". Zitat: „Heute muss ich besonders viel arbeiten. Weswegen ich heute besonders viel beten werde …"

In das Erleben kommen

Lesen Sie diesen Text vorerst ganz durch:
Setzen Sie sich aufrecht in den Stuhl und geben Sie Ihrem Körper den Auftrag, „aufrecht und dabei so bequem wie möglich" zu sitzen.
Die Füße stellen Sie auf den Boden und suchen den für Sie bequemen Abstand zwischen ihnen – so dass auch Unterschenkel und Knie bequem über den Füßen stehen.
Schließen Sie möglichst Ihre Augen,
(die Übung geht nicht so tief, übt Sie jedoch auch, wenn Sie lieber die Augen offen halten. Wenn Sie Brillenträger sind, probieren Sie aus, ob es nicht ohne Brille bequemer ist).

Mit dem „Blick nach innen" atmen Sie jetzt tief ein –
und aus,
ohne Anstrengung,
bequem soll Ihr tieferes Ein-Atmen sein.

Stellen Sie sich beim Einatmen mit dem inneren Blick vor,
wie Ihr Atem in Sie strömt,
neue Luft, neue Atemnahrung von außen in sie kommt.

Sprechen Sie mit Ihrer inneren Stimme die drei Wörter:
„Ich bin Energie".

Wiederholen Sie dies:
Augen schließen,
tiefer Einatmen,
innere Vorstellung vom Ein-Strömen neuer Atem-Nahrung,
innerlich sprechen „Ich bin Energie"

etwa 10 Minuten.

Sie werden fühlen, wie Sie sich dann fühlen …

(Quelle: Louise L. Hay)

Fit durch Atmungs-Schritt

Motto: „Bei-läufige" Entspannung ist Entspannung im Laufen

6

Sie brauchen dazu

- einen Schulhof ohne großen Pausenlärm, (Ihr Rasenrondell zu Hause im Garten oder ein ruhiger Waldpfad tun es auch).

Einstimmende Information

Lesen Sie diesen Text vorher oder nehmen Sie sich dies Buch mit auf Ihren Entspannungs-Gang – aufgeschlagen auf dieser Seite. Leute wie Immanuel Kant und viele andere schworen auf das Lesen im Gehen. Beiläufiges Lernen ist das beste Lernen. Beiläufige Entspannung wirkt am längsten.

Und öfter, als Banker und Börsianer ahnen, wirken Zahlen und Zählen beruhigend und die Konzentrationskräfte neu stärkend.

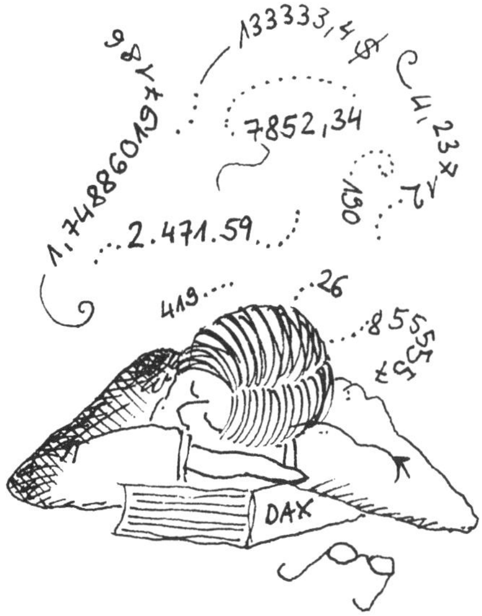

In das Erleben kommen

Gehen Sie. Nicht einfach so gehen, sondern „begeben" Sie sich ins Gehen:

Nehmen Sie Ihren ersten und zweiten und die weiteren Schritte wahr, und zählen Sie dabei:
sechs Schritte: tiefer einatmen (bequem soll es noch sein)
sechs Schritte: Luft anhalten,
sechs Schritte: langsam ausatmen.

Vielleicht sind Ihnen sechs Schritte zu lang, dann gehen Sie „bequem", dann tun es auch fünf oder vier Atmungs-Schritte. In jedem Fall müssten Sie sich nach 15 Atmungs-Folgen
vitaler fühlen – und gleichzeitig ruhiger.

Noch einmal:
Sechs Schritte (oder die Ihnen bequeme Zahl): tiefer einatmen
Sechs Schritte: Luft anhalten
Sechs Schritte: langsam ausatmen.

Variante

Wenn Sie sich allein fühlen und Freude an Tönen und am Tönen haben:

Bei den Schritten, mit denen Sie ausatmen, lassen Sie einen Ihnen bequemen Summton mitschwingen -
oder einen Vokal.

Lassen Sie sich überraschen, welcher Vokal derzeit „Ihrer" ist.
Hauptsache: Die Töne kommen bequem.

(nach Robin Sharma)

Geh-Beten

Motto: Rundgänge – innerlich rundwerden durch Rundgehen

7

Sie brauchen dazu

- am allerbesten einen Ort, an dem Sie „rund gehen" können, Ihre Kreise ziehen: in Ihrem Garten um den Rasen, in einem größeren Raum um den Tisch. Es „geht sich" beim Geh-Beten jedoch auch überall woanders, wo Sie Ihre Wahrnehmung nicht hauptsächlich auf das Gehen und Ihren Weg richten müssen. Sondern eben darüber hinaus auf das „Geh-Beten" ...

Einstimmende Information

(die Sie auch schon im Gehen lesen könnten)

Es geht hier nicht um das Gebet, das Beten im engeren Sinne unseres möglichen früheren Konfirmanden- oder Kommunionsunterrichts. Es geht um jenes Phänomen, das wir in allen Religionen, in vielen modernen Psychotherapiemethoden und Selbsthilfe-Programmen finden: das Phänomen der meditativen Wirkung, die die häufigere Wiederholung einer Formel, eines Spruches, eines Aphorismus mit sich bringt.

„Formel" kommt von (lat.) = formare = Sichermachen. Sicher macht uns, was sich wiederholt, was wir wiederholen. Denken Sie an Ihre Kindheit, wo Sie – hoffentlich – Trost eines Erwachsenen erfuhren, der Ihnen mehrfach zusichert, „es wird alles wieder gut, es wird alles wieder gut".

In den großen Religionen wie der des Christentums wurde dies Wissen kultiviert, indem man Herzensgebete wiederholte. Im Buddhismus ist dies die Funktion des gesprochenen oder gemalten Mantras.

Denken Sie an geliebte musikalische Figuren, die wir auch nur durch Wiederholung zu geliebten musikalischen Figuren werden lassen können.

Denken Sie an Wort-Formeln, die uns sicher machen, wie: „Mein Weg ist das Ziel“.

Und machen Sie sich mit diesem Satz auf den Weg. Ihnen wird auf diesem Weg mit einem solchen Spruch (der Ihnen nah ist) noch viel klar werden im Blick auf Ihre Wege.

Oder biblischer:
„Weise mir den Weg, Herr“.

Oder im Sinne griechischer Antike:
Mein Weg ist vorgezeichnet, aber ich kann viele Entscheidungen darauf treffen:
stehen bleiben,
rückwärts gehen,
am Rand gehen,
schneller gehen,
mich hinsetzen …

Merken Sie, dass ich Ihnen zuletzt keinen Spruch, keine Formel angeboten habe, sondern einen Text?

In das Erleben kommen

Nun suchen Sie sich einen Spruch, eine Formel aus den Ihnen möglichen Materialsammlungen zwischen Poesiealben und Bibel, zwischen Wilhelm Busch und ZEN-Meistersprüchen.

und gehen Sie damit einen bequemen Gang
und einen guten Weg
außen
und innen.

Geh-Beten!

(nach Linus Mundy)

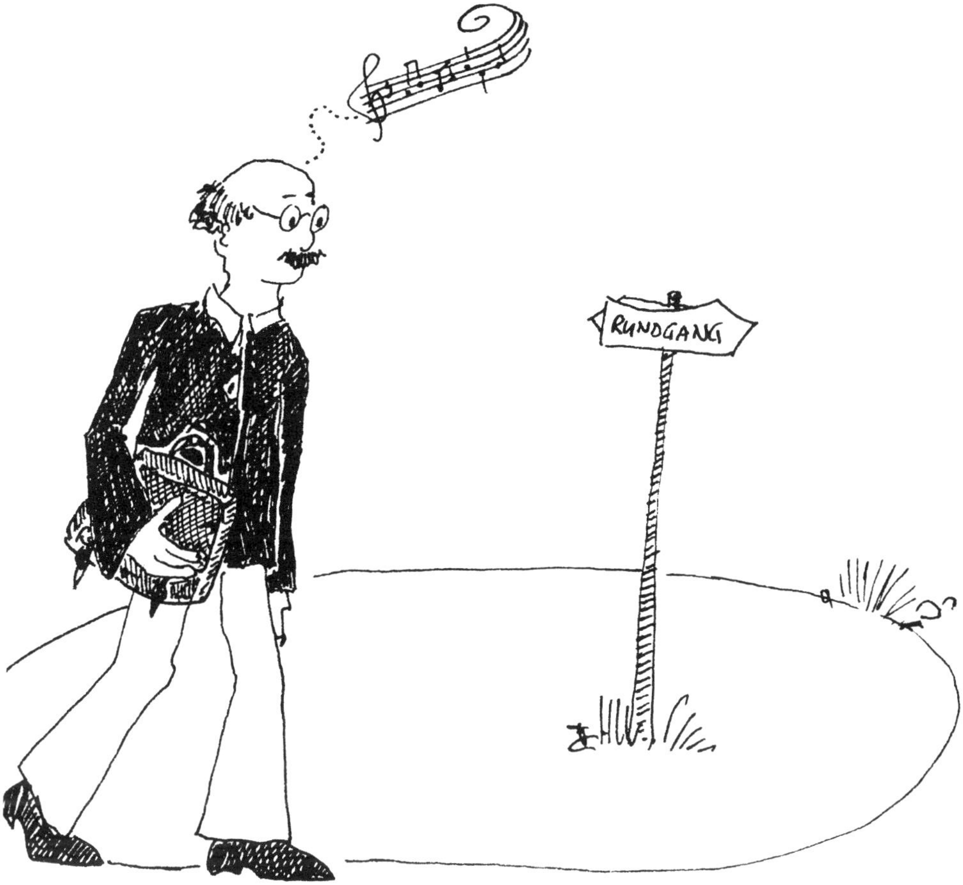
RUNDGANG

Nasenatmen

Motto: Lüften Sie sich aus

8

Sie brauchen dazu

- ein Taschentuch
- Ihren Stuhl mit „rechtem Sitzwinkel" und
- „Pausenstimmung" um sich herum.

Einstimmende Information

Jedes bewusste Ausatmen reinigt den Körper mehr als ein unbewusstes: Es werden mehr Schlacken (Kohlendioxide) abgeatmet als sonst. Die „Ablageecken" unseres Körpers werden kleiner.

Die nachfolgende Atemübung durch und mit unserer Nase belüftet die Lungen zusätzlich optimal und Sie werden mittels Nase und Bewusstheit des Ausatmens geradezu einen kleinen Hausputz vornehmen können.

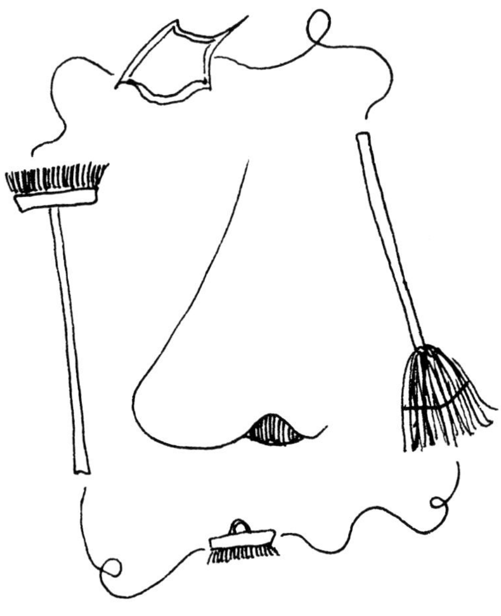

In das Erleben kommen

Setzen Sie sich bequem und putzen Sie sich die Nase.
Halten Sie Ihre beiden Daumen bereit, mit Ihren beiden Nasenflügeln Kontakt aufzunehmen:
Rechter Daumen in der Nähe des rechten Nasenflügels, linker Daumen neben dem linken Nasenflügel.
Schließen Sie mit dem Daumen der rechten Hand den rechten Nasenflügel, indem Sie ihn leicht an das Nasenbein drücken.
Atmen Sie jetzt langsam und möglichst lautlos ein und schließen jetzt mit dem linken Daumen den linken Nasenflügel und halten kurz Ihren Atemfluss an.
Jetzt öffnen Sie den rechten Nasenflügel und atmen durch diesen langsam und leise aus.
Die Ausatmungszeit sollte länger sein als die Einatmungszeit und der Atemstrom ganz fein und vorsichtig ein- und ausströmen.
Dann durch das rechte Nasenloch wieder einatmen, Atem halten, durch das linke Nasenloch wieder ausatmen usw.
Lesen Sie den Text nochmals und üben parallel zum Lesen das Nasenatmen.
Wiederholen Sie dann die ganze Übung mit geschlossenen Augen.
Für das leise Ein- und Ausatmen hilft vielleicht die Vorstellung, dass Sie sich einem Korb mit einem kleinen schlafenden Welpen oder einem Katzenjungen nähern und ganz nahe heran wollen.

Natürlich tut es auch die Vorstellung von einem Menschen, mit dem Sie Ihr Schlafzimmer teilen, und Sie wollen nachts aufstehen, ohne zu stören.

In solchen Momenten atmen wir leiser denn je, um nicht zu stören.

Das Fahrradschlauch-Atmen

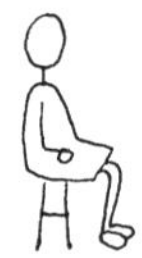

9

Motto: Was dem Fahrradschlauch sein Uhl, ist uns die Nachtigall: Luftablassen

Sie brauchen dazu

- Ihren Entspannungsstuhl mit „rechtem" Winkel in einer Ecke Ihres Lehrerzimmers
- oder Nachbarn, die Ihre Freude an Entspannungsübungen kennen und/oder beneiden, mitmachen.

Einstimmende Information

Alle Atemübungen, die den Laut „F" zentrieren, zielen besonders ab auf die Reinigung der Nasennebenhöhlen und der Stirnhöhle. Neben der gleichzeitigen Durchblutungsförderung für den Kopf ist dies „Fff"-Spiel auch gut gegen Erkältungserkrankungen und hilft manchmal bei Kopfschmerz, wenn dieser erschöpfungsbedingt ist und nicht chronisch.

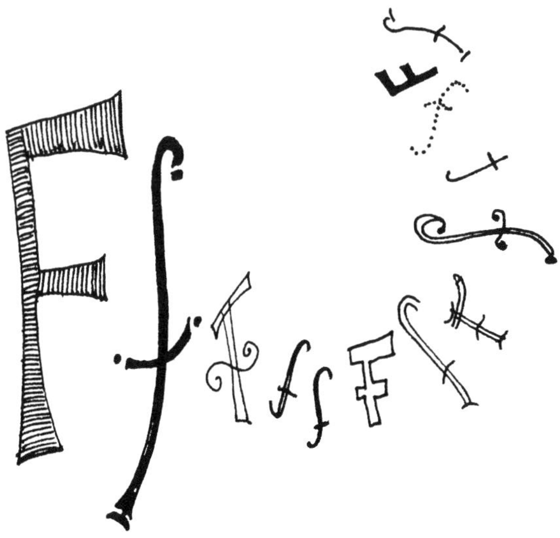

In das Erleben kommen

Setzen Sie sich aufrecht hin.
Atmen Sie ganz normal aus -
und langsam und bewusst wieder ein.
Begleiten Sie den Weg Ihres Atemstroms von außen nach innen und innen nach unten.
Jetzt atmen Sie aus in mehreren, kurzen Atemstößen auf „Ffff".
Vielleicht mögen Sie an den Laut denken, den Sie erzeugten, wenn Sie bei einem anderen die Luft aus dem Fahrradschlauch raus ließen.
Wiederholen Sie nochmals:
normal ausatmen,
bewusstes Einströmen des Atems beim Einatmen
und die kurzen „Ffff-Stöße", denen Sie jetzt mit dem Zwerchfell zusätzlich einen „Schubs" geben, dem wellenartigen „Ffff" nachhelfen.
Helfen Sie beim nächsten Ausatmen nicht nur mit dem Zwerchfell nach, sondern auch mit den anderen Bauchmuskeln und mit den Rippen.
Wiederholen Sie dies Atemspiel noch einmal.

Steigerung

Die Wiederholung der Übung im Stehen

Transfer in Gruppen/Klassen

Sehr schön als „Warming-up" oder nach einer anstrengenden kognitiven Arbeitshaltung im Sitzen (Klassenarbeit).

Zusammen mit der nachfolgenden Übung (Einbeziehung von „Sss", Luftballonatmen) ist diese Übung eine sehr gute Konzentrierungshilfe vor kognitiven Arbeitsstrecken!

Mit der Luft des Luftballons

Motto: Wie wenn'ste fliegst

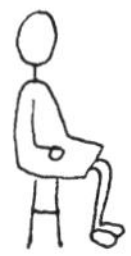

10

Sie brauchen dazu

- Ihren Entspannungsstuhl mit „rechtem" Winkel in einer Ecke Ihres Lehrerzimmers
- oder Nachbarn, die Ihre Freude an Entspannungsübungen kennen und/oder beneiden, mitmachen.

Einstimmende Information

Diese Atem-Entspannung ist ein weiterer Schritt in der Folge vorangegangener und nachfolgender Übungen – wobei jeder Schritt allein und selbständig gegangen werden kann. Wir kommen mit jedem Schritt weiter ...

Das Einbeziehen des Lautes „S" in unsere Atementspannungen wird in der Yoga-Lehre als besonders nervenstärkend betrachtet.

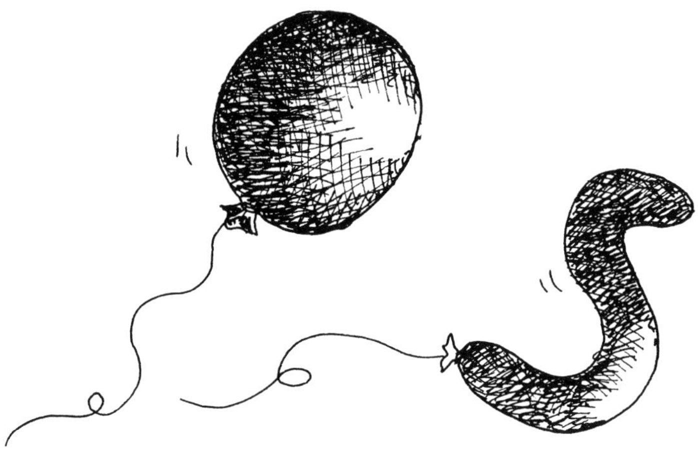

In das Erleben kommen

Setzen Sie sich aufrecht hin und atmen – bewusst – tief aus.

Jetzt atmen Sie – langsam – durch die Nase ein. Spüren Sie, wie die Luft zum Atmen in Sie strömt.

Jetzt atmen Sie wieder aus und dosieren dabei die ausströmende Atemluft auf dem Laut „S“ ganz fein und langsam.

Eben wie ein Luftballon, den auch Sie früher einmal beim Einblasloch zuhielten, um die Luft daraus nun durch eine winzige Öffnung zischen zu lassen, manchmal als musikalischen Ton.

Steigerung

Die gleiche Übung im bequemen Stehen (Füße schulterbreit nebeneinander stellen)

Dauer: Ab fünf Male – in langsamer Zeit – tut es mir schon gut. Noch besser: länger ...

Transfer in Gruppen/Klassen

Geht gut im Stehen und ist zusammen mit der vorangegangenen Übung zudem eine bewährte Konzentrierungshilfe für nachfolgende kognitive Aufgaben.

Lehrer der Lehrer: Das eigene Atmen

Motto: Der Atem – er fließt ganz von allein, von selbst und verlässlich – solange wir leben

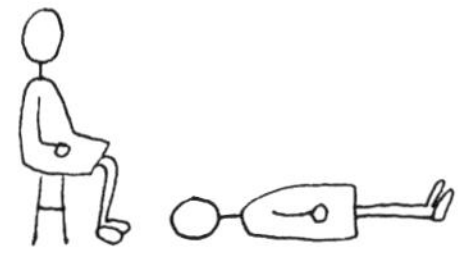

11

Sie brauchen dazu

- Stuhl oder Liege
- und die Sicherheit, nicht angesprochen zu werden.

Einstimmende Information

Es gibt, seit Menschen sich Gedanken um ihr Atmen machen,
wundersame Wörter dafür.
Sonnengeflecht zum Beispiel,
Sitz der Seele ...

Die vertrauteste Deutung für unsere Atmungszeiten
stammt aus der Antike:

Einatmen ist die Zeit des Zulassens
von außen nach innen:
z. B. neuen Sauerstoff als Teil unserer Umwelt,
Gerüche ...

Ausatmen ist die Zeit des Loslassens
von innen nach außen:
z. B. verbrauchten Sauerstoff,
aber auch anderes können wir loslassen
im Ausatmen,
was sonst noch verbraucht ist ...

In das Erleben kommen

Legen Sie eine Hand auf Ihr Zwerchfell. Sie können es im Anschluss an Ihre unteren Rippen fühlen.

Schauen Sie auf Ihre Hand auf dem Zwerchfell:
Beim Einatmen wird sie gehoben,
beim Ausatmen gesenkt.
Schauen Sie dieser Bewegung ein paar Male zu.

Spüren Sie eine kleine Zeit dem Heben
und Senken Ihrer Hand auf dem Zwerchfell nach
und sprechen Sie innerlich die Wörter
zu der jeweiligen Atmungsstrecke:

Einatmen – Zulassen,
Ausatmen – Loslassen

Zulassen –
Loslassen …

Vielleicht entdecken Sie jetzt
die dritte Zeit Ihres Atmens:
Zwischen dem Ausatmen
und dem nächsten Einatmen
da ist eine kleine Zwischenzeit.

Nach dem Ausatmen –
vor dem nächsten Einatmen
ist diese dritte Atmungszeit

wie ein Innehalten.

Innehalten –
„Sein – Lassen" heißt diese Zeit
in verschiedenen alten Kulturen,
die unsere Atmung erforschten.

Nach dem Lesen dieses Absatzes
legen Sie das Buch aus der Hand
und schließen die Augen.
Geben Sie mit ihrer inneren Stimme
den drei Zeiten ihre Namen:
Zu – Lassen –
Los – Lassen –
Sein – Lassen.

Legen Sie jetzt das Buch weg
und sprechen Sie innerlich: ...

Steigerung

Bei etwas mehr Zeit als nur einer kleinen Pause und nach etwas Erfahrung mit der obigen Übung lässt sich dies ausweiten, indem Sie beim „Zulassen" einmal nachdenken – vielleicht auch vordenken – was Sie derzeit neu oder wieder von außen zulassen möchten. Und was nicht.
Neue Menschen, Zeitansprüche, Projekte, Aufgaben, Gefühle ...

Und beim „Loslassen" – dasselbe denken: Was möchten Sie gerne los-lassen derzeit? Und was oder wer hindert Sie daran, das zu tun?

Und vor allem das „Sein-Lassen" genießen.
Als Ausgleich für alles andere.

Übertragung in Gruppen/Klassen

Problemlos möglich. Voraussetzungen: altersspezifische Formulierung und „Ruhe gewohnte“ (meditationsgeübte) Gruppe, die den Genuss vom „Innehalten“ im Schulalltag schon kennt und schätzt.

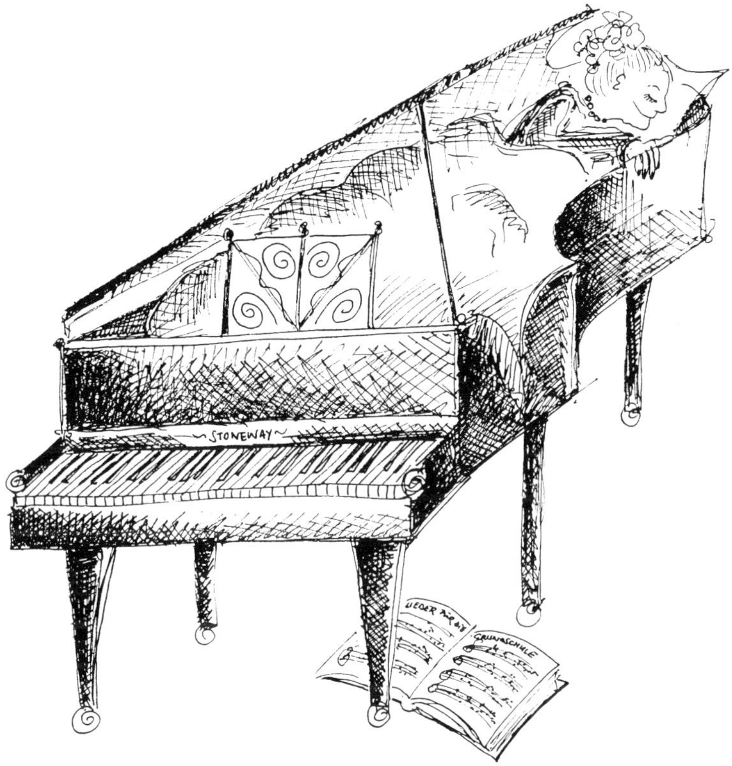

Fingerspitzengefühl

Motto: Gerade Entspannung braucht Fingerspitzengefühl und Ihre Entspannung braucht Ihres …

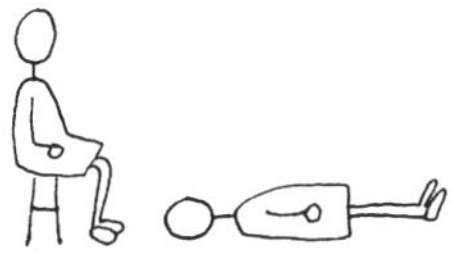

12

Sie brauchen dazu

- Ihren bequemen Platz für Sitzen oder Liegen
- und freie Hände nach der Lektüre.

Einstimmende Information

Drei ebenso einfache wie wirksame Fingerübungen aus der Meditations-Kultur sowohl des Fernen Ostens als auch der Zeiten unseres Kulturkreises, als noch aus Meditation tägliche Energien gewonnen wurden.

Sie finden die Fingerhaltungen für die drei Fingerspitzengefühle auf vielen Heiligenbildern, an Marienstatuen und auf den Bildern und Denkmalen der Klugen und Weisen unter unseren Kaisern und Königen. Und natürlich auf Abbildern indischer und fernöstlicher Yoga- und ZEN-Meister.

Anders als unsere Fingerübungen z. B. in der Klavierstunde üben diese hier dasjenige Fingerspitzengefühl, das Sie einmal sich selbst widmen können und nicht, wie sonst so oft, den anderen.

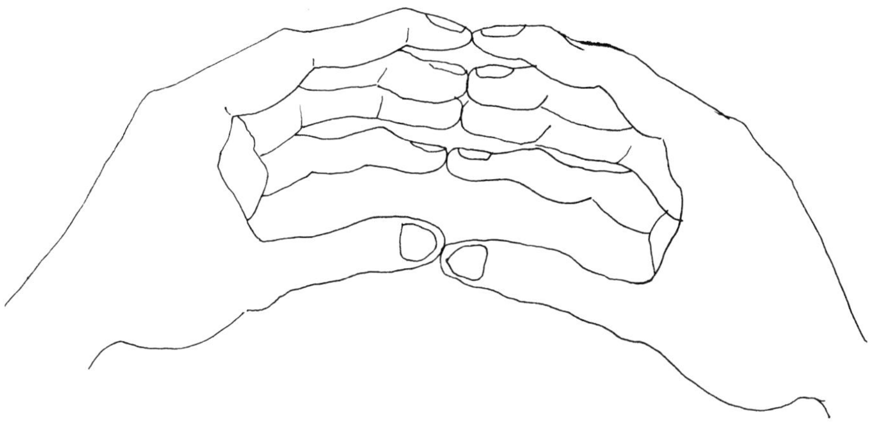

In das Erleben kommen

Das erste Fingerspitzengefühl:

Legen Sie erstmal beide Hände in den Schoß! Betrachten Sie sie eine kleine Zeit. Wie sie dies Buch halten, wie sie zuverlässig immer anfassen, greifen, spüren, ohne dass sie sonderlich dafür gewürdigt werden. Würdigen Sie Ihre Finger ein bisschen!

Nähern Sie jetzt die Fingerspitzen der einen Hand denen der anderen Hand an – langsam, behutsam, „takt-voll" (takt aus dem Griechischen = berühren).

Tun Sie dies, indem Sie die Annäherung aller 10 Finger gleichzeitig zur Berührung führen.

Je langsamer und bewusster Sie diese Annäherung und Berührung gestalten, um so mehr werden Sie dann fühlen, was „Kreislauf" ist:
- Kreislauf der Arme
- Kreislauf des Herzens
- der Brust
- des Rückens
- der Schulter

Variante

Probieren Sie, wie es ist, wenn Sie die 10 Finger nicht gleichzeitig, sondern nacheinander annähern und zur Berührung, „zum Takt" bringen.

Anfangen mit den Spitzen der kleinen Finger – dann der Reihe nach bis zu den Daumen.

Oder andersherum, mit den Daumen beginnen.

Spüren Sie die Unterschiede?

Das zweite Fingerspitzengefühl:

Lassen Sie Ihre Hände auf den Oberschenkeln ausruhen, die Handflächen nach oben gelegt und offen.
Reiben Sie behutsam mit den Daumen die Kuppen von Mittel- und Ringfinger.

Die Handfläche erwärmt sich dabei –
und noch mehr, wenn Sie sich im Zwischenraum zwischen Daumenkuppe und Handfläche eine Lichtkugel vorstellen.

Das dritte Fingerspitzengefühl:

Legen Sie Ihre linke Hand in die rechte Hand. Wenn Sie Linkshänder sind: umgekehrt.
So, dass die beiden Daumenkuppen sich tangieren.
So behutsam wie möglich.

Variante für den Ort

Besonders die letzten beiden Übungen sind für „öffentliche Zeiten" geeignet: Konferenzen, Aufführungen, Vorlesungen, öffentliche Transportmittel – überall dort, wo Sie die Zeit mit Sinn füllen und so Ihre Sinne fühlen können.

Kleine Atmungs-„Sonate“

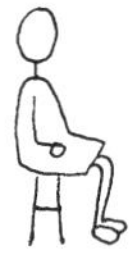

13

Motto: Auch Töne werden geboren

Töne geben wir meistens
achtlos von uns.
Wenn wir einen Ton bewusst
in diese Welt hinein gebären,
dann gestalten wir.

Vergessen wir nicht:
Jeder unserer Töne wird weiter schwingen
und nie aufhören
sich zu mischen
mit den Schwingungen der Töne
anderer.

Sie brauchen dazu

- möglichst Erfahrung mit der vorigen Übung
- einen Stuhl in einem ruhigen Raum, in dem Sie einige Minuten allein sein werden.

Einstimmende Information

Den Schwingungen eines Tones lässt sich ab-„hören“,
wie bequem er entstand.
Machen Sie es sich bequem,
be much comfortable.

In das Erleben kommen

Nehmen Sie Ihren Atem einmal bewusst wahr. Ändern Sie nichts an diesem Ihrem verlässlichen Atmungsvorgang mit seinen verschiedenen Schritten. Widmen Sie ihm einfach Ihre Aufmerksamkeit.
Beim Ausatmen („Loslassen") öffnen Sie ein wenig Ihre Lippen und machen Ihr Ausatmen hörbar, indem Sie Ihren Atem als leisen Wind über den Lippenspalt strömen lassen.
Hören Sie sich?
Wenn Sie zwei bis drei Male hörbar ausatmeten,
dann geben Sie dem Ausatmen einen Summ-Ton mit,
einen, der möglichst bequem ist.
Wechseln Sie diesen Summton,
um einen wirklich bequemen zu finden.
Rutschen Sie rauf
oder runter mit Ihrem Summen
und suchen einen bequemen
und Ihnen sympathischen Ton.
Lassen Sie dies Buch einmal sinken
oder legen Sie es weg nach diesem Absatz
und summen Sie sich mehrere Male
Ihren bequemen Summton,
um dann danach wieder „Wind" zu atmen
und zu enden.
Sie haben jetzt eine Erfahrung
mit einer dreisätzigen Atmungsmusik:
Wind – Summton – Wind.
Das ist Ihre kleine Atmungs-Sonate,
erinnern Sie sich? A – B – A'.
Wenn Sie mehr Zeit haben, dann spielen Sie sich Ihre Sonate einmal mit geschlossenen Augen.
A (Wind) – B (bequeme Summtöne) – A' Wind.

Steigerung

Es bleibt beim A – B – A′,
jedoch investieren Sie jetzt mehr Kraft,
mehr Dynamik in Ihren Atmungs-Wind aus dem Lippenspalt.
Vielleicht denken Sie dafür an einen Fahrradschlauch,
aus dem die Luft weicht
und probieren, wie Ihr Summen klingt
mit mehr Kraft.
Spielen Sie Ihre Sonate, indem Sie A – B – A′
leise beginnen, stärker werden und
wieder leise enden.

Weitere Steigerung

Nach dem Wind (A) öffnen Sie beim Summen Ihre Lippen
und hören einmal diesem Laut nach,
der da aus Ihnen kommt.
Spielen Sie, indem Sie verschiedene Vokale ausprobieren
und nachspüren, welcher Laut Ihnen jetzt am nächsten ist.
Vielleicht kommt Ihnen auch entgegen
jener Laut „ohmmm".
Dieser hat in verschiedenen östlichen Meditationsschritten
eine zentrale Bedeutung.
Und nicht nur da –
auch wir „ohm-en" als Säuglinge in unseren Lallgesängen
oder drehen ihn zu den Vorlauten von
Mama
und später
Oma.
Es sind die ältesten
und frühesten Laute
aller Menschenkinder.

Transfer in Gruppen/Klassen

Problemlos, wenn Sie – statt alles in Worten vorweg schildern zu wollen – nur das Modell „A – B – A," z. B. an der Tafel erläutern und dann mit einem Langtoninstrument (Triangel, Klangschale oder einem Lichtsignal) einladen, mit dem A zu beginnen („Ffffff"), beim zweiten Signal auf das Summen (Vokalisieren) zu wechseln, beim dritten Signal „zurückzukommen" zum Fffff ...

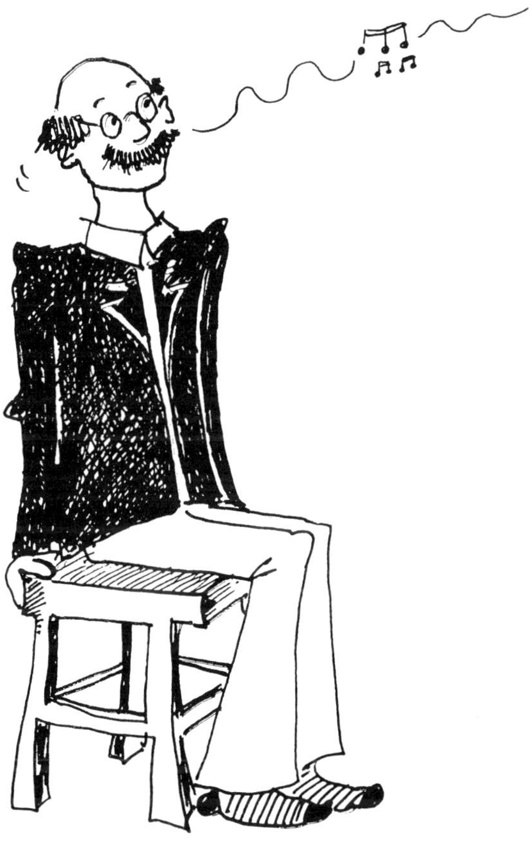

PulsLaute – PulsTöne

Motto: Wie pulst mein Leben – gerade jetzt?

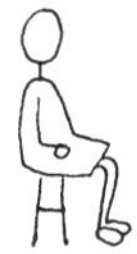

14

Sie brauchen dazu

- einen Stuhl
- eine ruhige Ecke
- die Sicherheit, nicht angesprochen zu werden.

Einstimmende Vorinformation

Puls heißt – wie Atem – immer Leben. Wörter wie „das Leben pulst“ übertragen wir gern auch auf große Plätze berühmter Städte oder in berühmte Räume großer Gebäude,
wo „es pulsiert“.
Hier gehen wir zurück auf unseren eigenen Puls, den,
der immer pulst, solange wir leben.

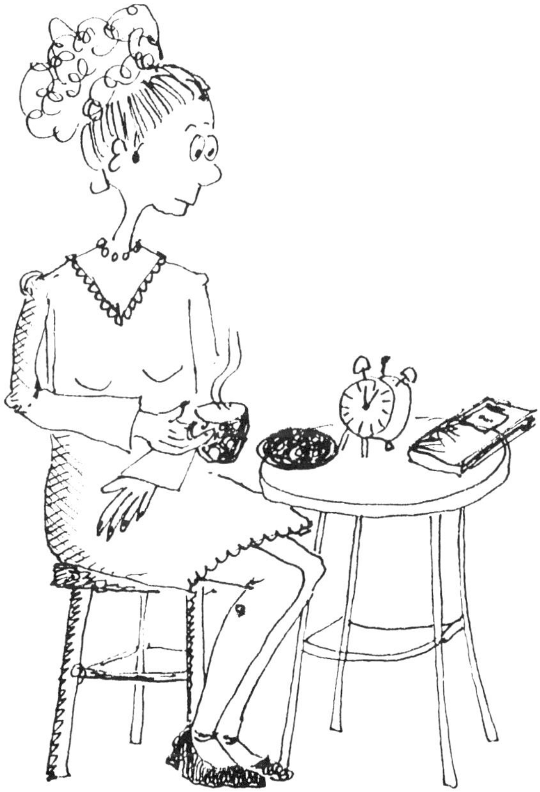

In das Erleben kommen

Unser Puls wird normalerweise bei einer Untersuchung oder Erkrankung gefühlt. Hier und gleich fühlen Sie ihn im Dienste der Erhaltung Ihrer Gesundheit.

Nehmen Sie einmal mit der freien Hand Kontakt zu Ihrem Puls auf. Indem Sie ihn am Gelenk der Hand erfühlen, die dies Büchlein hält.
Und/oder einmal an der Schläfe.
Und/oder an der Halsschlagader.

Widmen Sie sich Ihrem Puls,
indem Sie ihn eine kleine Zeit
in das Zentrum Ihrer Wahrnehmung nehmen.
Wie fühlt er sich an?

In der Zeit Ihres Pulses bewegen Sie einmal Ihre Zunge,
ohne den Mund zu öffnen (innerlich „da – da – da – da …" denken).

Variieren Sie diesen Laut im Mundhöhlenraum,
indem Sie sich in Ihrer Puls-Zeit das „d" mit anderen Vokalen vorstellen:
Da – do – di – du …
und den jeweiligen d-Laut einige Male wiederholen.

Variieren Sie, indem Sie die Lippen zu einem ersten, leisen
„b – b – b …" öffnen,
und auch mit Vokalen verbinden
in der Zeit Ihres Pulses.

Variieren Sie, indem Sie sich
für einen Laut entscheiden
und den auf einem bequemen Ton transportieren.

Steigerung im Gehen

Wenn Sie allein im Raum sind,
dann legen Sie das Büchlein weg,
stehen auf und wandern
mit Schritten in Ihrer Puls-Zeit
durch den Raum.
Geben Sie Ihrem Puls-Schritt
einen bequemen Laut – Ton
bei.

Diese „Rezeptur" können Sie anreichern,
indem Sie mit Ihrer „Puls-Stimme"
und zum Puls-Schritt
im Raum Varianten erfinden,
mit Ihrer Stimme spielen.

Weitere Steigerung

Oder: Weniger ist mehr.
Unabhängig vom Puls
das Tempo so verlangsamen,
dass Sie mit halbgeschlossenen Augen
den Raum „er-gehen" („Blinzelgehen")

und noch langsamer
mit geschlossenen Augen.

Ihre ausgestreckten Finger
dienen dabei als Fühler.

ISO-Metrisches

Motto: Entspannen ist ganz einfach – wenn man sich nur tüchtig anstrengt …

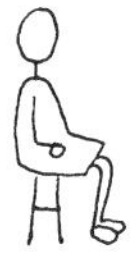

15

Sie brauchen dazu

- einen Stuhl ohne Lehnen
- einen kleinen Raum
- die Sicherheit, nicht beobachtet und nicht angesprochen zu werden
- ein Notenpult oder Tischpult, auf dem Sie dies Buch beim ersten Mal aufgeschlagen in Leseweite ablegen können.

Einstimmende Information

ISO bedeutet im Griechischen soviel wie „gleich“,
METRUM im Lateinischen das „Maß“.

Das „ISO-Prinzip“ ist im weitesten Sinne eine Annäherungsweise an das Gegenüber auf dessen Ebene. Beispiel: Einem Kind kommt der Erwachsene entgegen, indem er sich nach unten beugt oder in die Knie geht – um die Ausgangsbedingungen für eine Interaktion „iso“, also auf gleicher Ebene zu gestalten.

Iso-Metrische Übungen bauen darauf auf, dass wir sie in etwa in einem ähnlichen Zeitmaß und mit einem ähnlichen Maß von Kraftinvestition (Dynamik) gestalten. Iso-Metrische Übungen finden sich in der Physiotherapie bis hinein in Begleithefte mancher Langstreckenflugzeuge.

Sie basieren alle auf dem Prinzip: Anfangs spannen und anspannen, um dann erst ab- und entspannen zu können! Vielleicht kennen Sie dies Prinzip aus den „Feldenkrais“- Übungsmethoden.

Das Ziel ist immer: Unsere verschiedenen Muskelgruppen einmal zu „checken", um den verloren gegangenen Tonus wiederzugewinnen und flexibel zu halten (tonus, lat. = Spannung, s. auch der musikalische Ton, der nur durch Spannung hörbar wird).

Hirnphysiologisch gesehen wird dabei auch gleichzeitig die Geschwindigkeit wieder gesteigert, mit der unsere Neuronen auf den beiden Hemisphären kreisen.

Die Folge: Wir werden wieder wacher.

(Die nachfolgenden Übungen sind nicht geeignet, wenn Sie Probleme mit dem Rücken oder der Halswirbelsäule haben oder schwanger sind).

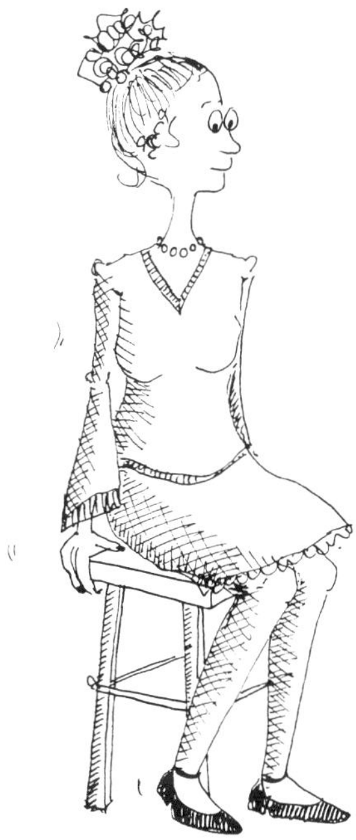

In das Erleben kommen

Setzen Sie sich aufrecht auf den Stuhl.
Strecken Sie eine (z. B. die rechte) Handfläche flach aus
und legen Sie diese an die (rechte) Schädelseite.
Wichtig ist, dass der ganze Arm jetzt
im rechten Winkel zum Schädel steht.

Drücken Sie jetzt kräftig (es soll noch angenehm sein)
die Handfläche gegen den Schädel
und den Schädel gegen die Handfläche und:

Atmen Sie dabei weiter durch!
Zählen Sie dabei innerlich
(für das ungefähr gleiche Zeitmaß):

21, 22, 23, 24 …

Sie spannen und abspannen damit die eine Seite
Ihrer Nackenmuskulatur,
Ihres Schultergürtels
samt Unter- und Oberarm.

Jetzt machen Sie dasselbe mit der anderen Handfläche:
Hand gegen Kopf und Kopf gegen Hand –
und dabei immer weiteratmen!
Kräftig im rechten Winkel
Schädel und Hand drücken –
kräftig! Solange es Ihnen noch angenehm ist.
Doch drücken ist nicht pressen.

21, 22, 23, 24 …

Jetzt nehmen Sie beide Hände vor die Brust,
diesmal Handballen auf Handballen
und drücken Sie die Handballen kräftig aneinander!

Und das Atmen nicht vergessen.

21, 22, 23, 24 …
Sie erreichen damit Ihren Thoraxbereich
samt beiden Arm- und Schultergelenksgruppen
mit ihren Sehnen und Muskeln.

Und atmen!

Jetzt fassen Sie mit beiden Händen
seitlich unter die Sitzfläche Ihres Stuhls
und – obwohl Sie schon darauf sitzen –
ziehen Sie sich auf dieser Sitzfläche
– obwohl Sie schon fest sitzen –
mit Ihren Händen noch fester!
Ganz feste auf den Stuhl ziehen!

Sozusagen Ihre Sitzfläche und die des Stuhles
fest vereinigen!

Und dabei atmen!

21, 22, 23, 24 …

Sie erreichen damit die Flexibilisierung
von Gesäß- und Oberschenkelmuskulatur
und die des Unterbauchs.

Gleich weiter (wegen des Zeitmaßes):
eine Hand gegen das gegenüberliegende Knie drücken,
kräftig drücken,
angenehm soll es bleiben, nicht pressen.

Jetzt die andere Hand gegen das ihr gegenüberliegende Knie –
kräftig drücken

und immer dabei weiteratmen!

(Falls Sie das Zeitmaß noch brauchen:
21, 22, 23, 24 ...)

Sie erreichen damit weitere Partien
der Oberschenkelmuskulatur
(und natürlich immer die vorangehend
genannten Muskelgruppen mit).

Jetzt lassen Sie die Arme hängen
und konzentrieren sich auf Ihre beiden Knie:
Drücken Sie jetzt die beiden Knie fest aneinander!

Und atmen nicht vergessen!

Auch die Knie fest drücken – so kräftig
Sie können! – Ohne zu pressen!

(Es gibt Leute, die sich an dieser Stelle
an mehr oder weniger romantische alte
Plumpsklos erinnern und damit an ihre Peristaltik –
ist nur gesund. Hauptsache, Sie machen weiter –

und atmen dabei weiter!)

21, 22, 23, ...

Zum Schluss konzentrieren Sie sich auf
Ihre Fußspitzen – und drücken diese Spitzen
Ihrer Füsse kräftig aneinander!

Sehr kräftig: Fußspitze gegen Fußspitze!

21, 22 usw.

Last but not least –
wir sind noch nicht ganz fertig:
Ihre Gesichtsmuskeln!

Spannen Sie einmal alle Ihre Gesichtsmuskeln
auf einmal an – und lassen wieder los ...
Wiederholen Sie Ihre „iso-metrische Grimasse“:
Investieren Sie Kraft in das Zusammenziehen
von Ihren Lippen ...
und wieder Auseinanderziehen.
Spannen Sie alles um Ihre Nase herum.
Kauen Sie Ihren Unterkiefer rauf und runter
und nach ganz links und ganz rechts.

Vielleicht gehören Sie zu den Künstlern,
die auch ihre Ohren wackeln lassen können.

Jetzt sind wir durch!
Und atmen durch!

Sollten Sie sich jetzt erschöpft fühlen,
trösten Sie sich mit den wissenschaftlichen Messergebnissen
bei solchen Übungen:
Ihre Neuronen kreisen schneller als vorher
und die meisten Ihrer Sehnen und Muskeln
sind flexibler als vorher.

Transfer in Gruppen/Klassen

Macht erfahrungsgemäß viel Spass in allen Altersgruppen. Aber Achtung: den Hinweis auf „rückenproblematisierte“ Klienten oder schwangere Teilnehmerinnen nicht vergessen.

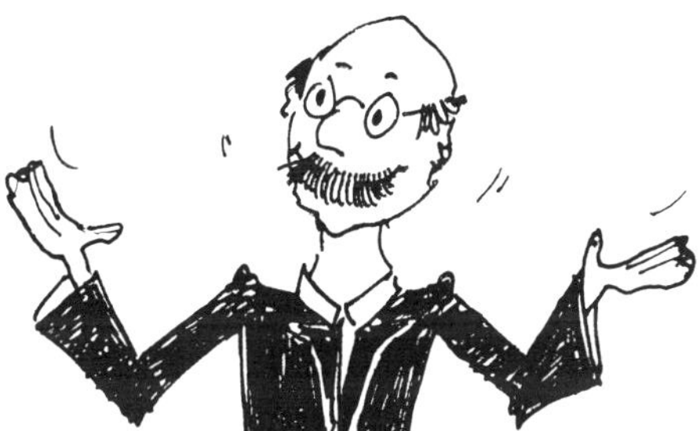

Hörspiel mit einem Ton

Motto: Kauf dir eine Stimmgabel – zum Stimmen von dir selbst

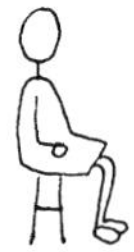

16

Sie brauchen dazu

- einen Stuhl mit Seitenlehne
- besagte Stimmgabel oder ein kleines Becken oder eine Cymbel – ein kleines, langtönendes Instrument, das Sie mit einer Hand anschlagen und damit zum Schwingen bringen
- einen Raum, in dem Unruhe weiter weg und Ruhe nah ist – wo Sie nicht gestört werden.

Einstimmende Information

Durch eine Konzentrationsübung entspannen? Das nachfolgende „Spiel mit einem Ton" will es Ihnen zeigen.

Transfer in Gruppen/Klassen

Besonders die „zweimediale" Variante ist sehr beliebt als Konzentrierungsübung in Klassen – völlige Ruhe vorausgesetzt. Aber auch zur Ruhe gibt es hinführende Assoziationshilfen: „Die Nadel im Heuhaufen (Unterrichtsraum) fallen hören" – und in die Stille den Ton spielen.

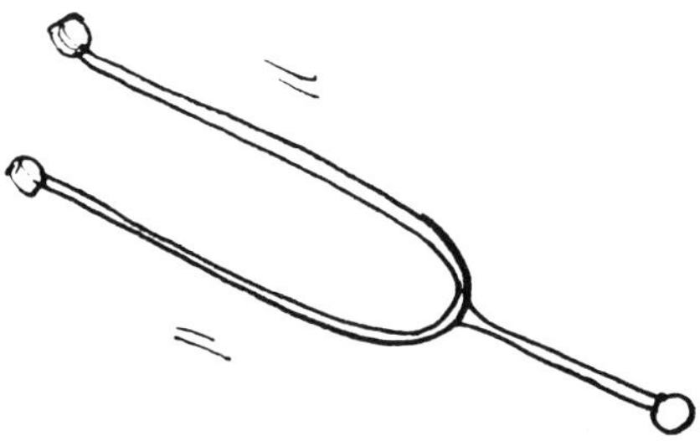

In das Erleben kommen

Nehmen Sie die Stimmgabel (Cymbel, kleines Becken, Ihr „Einhand-Instrument“) in eine Hand und stützen diese ab auf Lehne oder Oberschenkel.
Lassen Sie Ihren Körper, der am besten seine Winkel für Bequemlichkeit kennt und besser gespeichert hat als Sie, sich erinnern, wie Sie bequem sitzen.
Ruckeln Sie sich zurecht und nehmen Sie sich Zeit für die Findung des bequemen Sitzens.
Jetzt sammeln Sie einmal mit den Ohren, was diese in Ihrer Umgebung hören, und benennen Sie mit Ihrer inneren Stimme, was Sie hören: Geräusche von weiter weg, aus Ihrem Raum, aus Ihrem Körperinneren ...
Jetzt schlagen Sie Ihr Instrument am Stuhl leicht an und begleiten den Ausschwingvorgang in Ruhe – bis Sie nichts mehr zu hören glauben.
Lauschen Sie nach ...
Jetzt schlagen Sie erneut einen Ton an – stärker als den vorigen – und begleiten mit Ihrer Wahrnehmung dessen Ausschwingvorgang.
Jetzt spielen Sie sich einen deutlich leiseren Ton als die beiden vorigen. Und schwingen aus.

Variante

Während Sie dem Ausschwingen Ihres Tons nachhören, zeichnen Sie mit der freien Hand einen Kreis in die Luft – solange kreisen, bis Sie nichts mehr hören.

Lauschen Sie dem Ton nach und schauen Sie dem Ton – Kreis nach.

Bild im Kopf

Motto: Nicht nur beim Einschlafen gut: das „stehende Bild"

17

Sie brauchen dazu

- Ihren bequemen Sitzplatz
- die Sicherheit, dass Sie für 3 Minuten nicht angeredet werden
- wenn es in Ihrer Umgebung unruhig sein sollte, sind Ohrstöpsel zusätzliche Hilfe (übrigens noch mehr als „Ritual der Abschirmung" als akustisch).

Einstimmende Information

Sie kennen diesen Vorschlag zur „Selbstbehandlung" vielleicht aus Ihrer Kindheit, wenn Sie nicht zur Ruhe kommen wollten am Abend: „Kind – stell dir etwas Schönes vor".

Das war sicher immer gut gemeint und oft ohne Wirkung, weil der Imperativ „stell dir vor" ein abstraktes Problem für Kinder ist und die Imagination eines inneren Bildes vorbereitet sein will. Weshalb auch die Schäfchen, die über eine Hürde springen und gezählt sein wollen, meist nur bei Erwachsenen wirken.

Die kleine Übung fußt auf vielen der Methoden der „Inneren Reisen" und damit Imaginationsübungen, hält sich aber an e i n Bild.

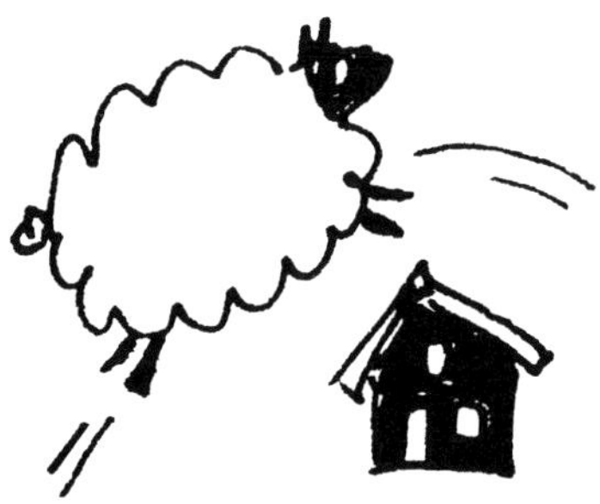

In das Erleben kommen

Schließen Sie nach diesen Zeilen die Augen und achten Sie einige Atemzüge lang darauf, wie Ihr Atem fließt.
Vielleicht legen Sie für dies Empfinden
eine Hand auf Ihr Zwerchfell
und fühlen das Senken
und Heben.
Dann erinnern Sie sich an eine Situation – möglichst in der allerletzten Zeit, in der Sie sich besonders wohl fühlten:
Ein architektonischer Raum,
eine Landschaft,
vielleicht auch ein Gesicht dabei,
das Ihnen gerade etwas sehr Liebes sagte, ein Lob.
Vielleicht ist es auch ein Kunstbild
oder eine Skulptur,
die dann in Ihnen hochsteigt
und Ihnen Energien zuführt.
Nach einer Weile
kehren Sie wieder zu Ihrem Atem zurück
und fühlen dessen Heben
und Senken.
Und stellen Sie sich noch mit geschlossenen
Augen vor,
wie Sie da so gesessen haben
mit Ihrem inneren Bild
bevor Sie die Augen wieder öffnen.
Vergessen Sie nicht, sich zu recken
und zu strecken
oder auf unauffälligere Weise
Spannung in sich
zurückkehren zu lassen.

Kino im Kopf

Motto: Wenn die Bilder laufen lernen

18

Sie brauchen dazu

- Ihren bequemen Sitz auf einem Stuhl
- die Sicherheit, drei Minuten nicht angeredet zu werden
- sollte es um Sie herum unruhig sein, dann helfen auch Ohrenstöpsel (als Ritual zur Verinnerlichung wie auch als akustische Abgrenzung).

Einstimmende Information

Hier wird mittels Imagination die eine oder andere ganze Szene aus einem Film oder Theaterstück in Ihnen hergezaubert – und deren innerer Fluss samt Ausdrucksqualität wird in Ihnen neue Stimmungsenergie zaubern.

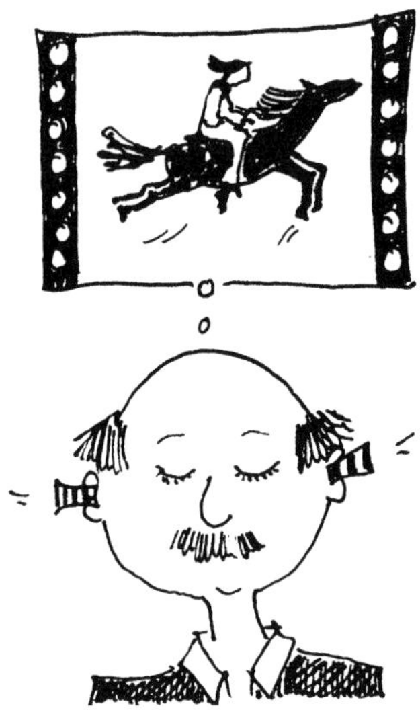

In das Erleben kommen

Nach dem Lesen dieser Anregung schließen Sie die Augen. Wie immer können Sie dabei die eine Hand auf Ihr Zwerchfell legen, um das Heben und Senken Ihres Atems zu fühlen.

Nehmen Sie sich einige Atemzüge Zeit,
auf Ihren Atemfluss zu achten.
Wie fließt er jetzt? Nichts ändern, nur fühlen ...

Jetzt erinnern Sie sich an eine Filmszene
oder an ein Theaterstück,
bei dem Sie sich damals – kürzlich
besonders wohl fühlten.

Und lassen die Akteure nochmals
das agieren,
was Sie derart nachdrücklich beeindruckte,
dass Sie es jetzt wieder erinnern können.

Lassen Sie die Szene „auslaufen" – irgendwie
und besinnen sich wieder auf Ihren Atemfluss.

Lassen Sie die Augen zu
und erinnern Sie, wo Sie sitzen,
bevor Sie die Augen wieder öffnen.

Vergessen Sie nicht, sich wieder zu recken
und zu strecken
oder auf unauffällige Weise
Spannung in sich
zurückkehren zu lassen.

Mentaler Muskelaufbau

Motto: Es beginnt in uns – und nicht außen

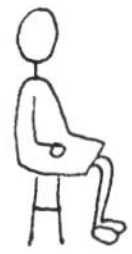

19

Sie brauchen dazu

- einen für Sie bequemen Sitzplatz, an dem Sie gerne die Augen schließen können.

Einstimmende Information

Wir können mit unserem Gehirn auch vernachlässigte Körperzonen trainieren.

Kein Witz:

Aus Forschungsbereichen der Hirnphysiologie und Physiotherapie und oft genug von eigenen Erfahrungen mit gebrochenen Knochen wissen wir, dass zum Beispiel Patienten mit einer eingegipsten Fraktur nach dem Abnehmen des Gipses alle dieselbe Erfahrung machen: Die Muskeln sind atrophiert (verkümmert). Es sei denn, dass die Patienten sich mental (durch Imagination) Bewegungsabläufe vorstellen – mit eben dem eingegipsten Glied.

Die nachfolgende Übung transferiert dies Wissen in unseren Alltag als Möglichkeit der „Bewegung im Kopf".

Apropos: Auch Spitzensportler gehen vor der tatsächlichen Leistung eben dieselbe im Geiste durch.

In das Erleben kommen

Lesen Sie diese Zeilen und nach dem Absatz schließen Sie die Augen:

Entscheiden Sie sich für eine Körperpartie,
die Sie derzeit müde und vernachlässigt empfinden
(Schultergürtel, Arme, Oberschenkel,
Füße, Gesäß, Nacken, Kopf ...)

und nachher – mit geschlossenen Augen –
gehen Sie in eine Szene,
in der Ihr innerer Blick auf Sie schaut,
wie Sie gerade diese Körperzone
mit etwas Angenehmen
in vitaler Bewegung halten
(vom Rasenmähen bis zur Erinnerung an eine Fitness-Übung).

Sie werden sehen und fühlen!

Jetzt können Sie dies Buch sinken lassen
und die Augen schließen.

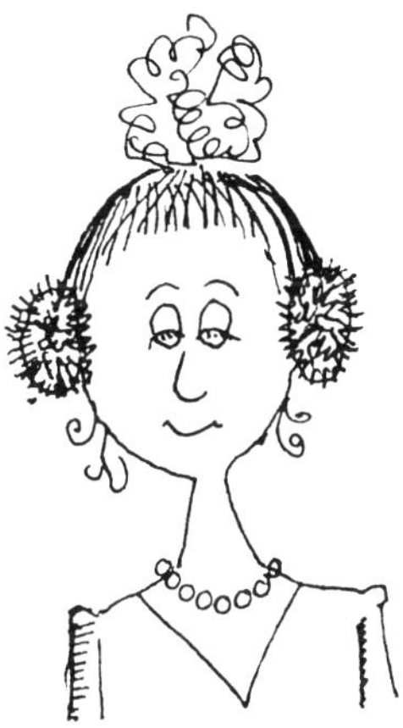

Erholsames Seufzen

Motto: Durch Übertreibung (Ver-)Spannungen lösen

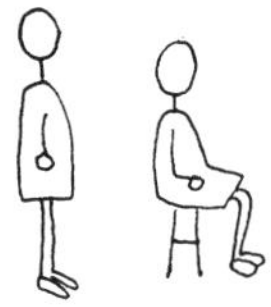

20

Sie brauchen dazu

- Ihren bequemen Stuhl mit „rechtem Sitzwinkel“
- und keine Nachbarn – oder welche, die Ihre Übungen mitmachen.

Einstimmende Information

Vielerlei Spannung bzw. Verspannung schwindet, indem wir gerade die verspannte Muskelpartie übertrieben anspannen. Diese Entdeckung ist übrigens wie so viele Entdeckungen keine echte Neuheit, vielmehr eine hilfreiche Systematisierung, die zur Methode wurde. Der Zusammenhang „Entspannung durch Spannung“ findet sich in vielen älteren und auch sehr alten Körpertherapien (wie den „isometrischen Übungen“ (s. S. 58) oder bei den alten Griechen in ihrer Liebe zum olympischen Sport).

Mit Unterstützung der Stimme werden wir einige dieser Übungen verstärkt als Kurz-Erholung vom Stress, von Erschöpftheit nutzen – hin zu neuer „Spann-Kraft“.

Wir beginnen mit den Schultern, die nicht nur in der Literatur und anderswo dazu dienen, dass auf ihnen so viel „lastet“. Tatsächlich tragen wir unsere Schultern höher als sonst, weil sich die Muskelstränge zwischen den Schulterblättern unter Stress spannen, also verkürzen. Dieser Zustand als Dauerzustand verhärtet buchstäblich und das Ertragen dieses Zustandes verbraucht uns mehr, als wenn wir unter demselben Stress entspannen.

In das Erleben kommen

Ziehen Sie die Schultern nach oben – noch mehr als sie ohnehin schon stehen.

Jetzt lassen Sie die Schultern sinken – und zwar nach hinten

und atmen dabei aus.

Wiederholen Sie diese Schulterbewegung von besonders oben nach besonders unten

und begleiten diese Bewegung mit Ihrem Ausatmen.

Tun Sie dies zwei oder drei Male.

Steigerung

Geben Sie Ihrem Ausatmen ein deutliches Seufzen mit auf den Weg:

Beginnen Sie (wenn Sie sich kurz vorher über etwas ärgerten) mit Iiiii …

Sonst beginnen Sie mit:

Eeeee
dann
Oooo
dann
Uuuu

und lassen mit dem jeweiligen Ausatmen raus, was Sie stört …

Transfer in Gruppen/Klassen

Macht Spaß, wenn die Beziehung „stimmt“.

Freilachen

Motto: Vom freien Atmen zum freien Lachen

21

Sie brauchen dazu

- 5 Minuten
- und einen Platz (möglichst draußen), wo Sie völlig allein sind – oder mit Menschen, die gerne Ihre Übungen mitmachen.

Einstimmende Information

Diese Übung aus der Tradition des Hatha-Yoga bringt Sie nicht nur zum Lachen (mindestens zu den Lauten des Lachens), sondern entleert auch Ihre Lungen von sauerstoffverbrauchter Luft.

Sie macht Sie auf spielerische Weise frei für die größtmögliche Menge sauerstoffreicher frischer Luft und diese wiederum macht Sie frei von Müdigkeit. Denn jede Müdigkeit basiert auf Sauerstoffmangel.

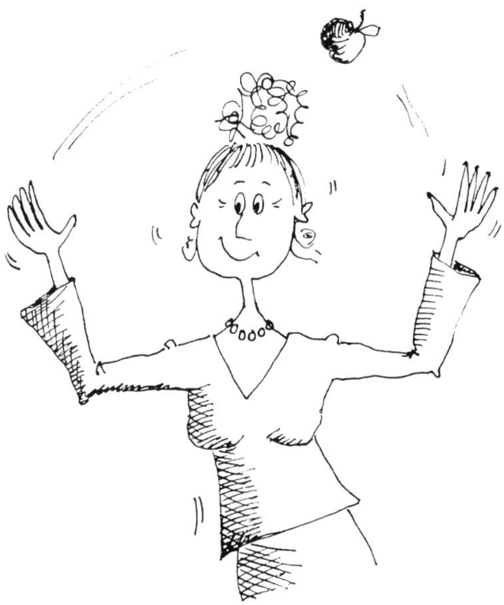

In das Erleben kommen

1) Suchen Sie sich Ihren bequemen Stand-Ort (schulterbreit gestellte Füße).

Gehen Sie ganz leicht in die Knie
und atmen Sie aus – ohne Anstrengung –
aber so lange, wie es Ihnen bequem ist.

2) Beim nächsten Einatmen heben Sie Ihre ausgestreckten Arme
seitlich nach oben („langsamer Flügelschlag")
und bis ganz nach oben, wo Sie die Hände über dem Kopf falten.

3) Mit den über Ihnen ausgestreckten Armen
führen Sie die Hände etwas nach hinten
(Kopf und Wirbelsäule gehen in leichte Rückenbeuge).

4) Jetzt lassen Sie Arme, Kopf und Oberkörper nach vorn fallen
und rufen ein einzelnes kräftiges „Ha" aus.
In dieser Haltung auspendeln.

5) Wie eine Katze sich nach dem Buckeln gerade macht
rollen Sie sich auf – Wirbel für Wirbel
bis Sie wieder aufrecht stehen.

Wiederholen Sie diese Übung
mit einem „HaHa!" am Ende.

Wiederholen Sie sie mit einem abschließenden „Ha!Ha!Ha!"

Transfer in Gruppen/Klassen

In einer Gruppe mit guter Kohäsion (innerem Zusammenhalt) gut möglich. Bei großen Gruppen Innenkreis und Außenkreis.

Ablage für Leib und Seele: Freisingen

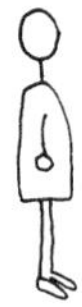

22

Motto: Mutter Erde als bester Ablagekorb

Sie brauchen dazu

- die vorangegangene Übung
- Jetzt brauchen Sie Ihren guten Standort, wo Sie entweder allein sind oder mit Menschen zusammen, die Ihre Übung gerne mitmachen, vorzugsweise draußen an frischer Luft.

Einstimmende Information

Die Funktion einer guten Ablage ist klar: Sie nimmt auf, was sonst herumliegt, woran wir uns erinnern müssten, wenn es nicht gut aufgehoben wäre. Sie nimmt auch abschließend auf, was ärgerliche Vorgänge betrifft. Oder schließt Erfolgreiches ab, was aber anstrengend war. Was auch immer: Ablegen ist ein schließender Vorgang, ein Ritual für die Seele.

Die folgende einfache Übung nutzt den Boden, auf dem Sie stehen als solche Ablage. Da jeder Boden zu Mutter Erde gehört, nutzen wir diese sozusagen ebenso als Ablage, wie wir früher unsere Mutter dazu nutzten, wenn wir uns ihr mitteilten mit Freudigem oder Kränkendem – um anschließend befreiter weiter zu spielen.

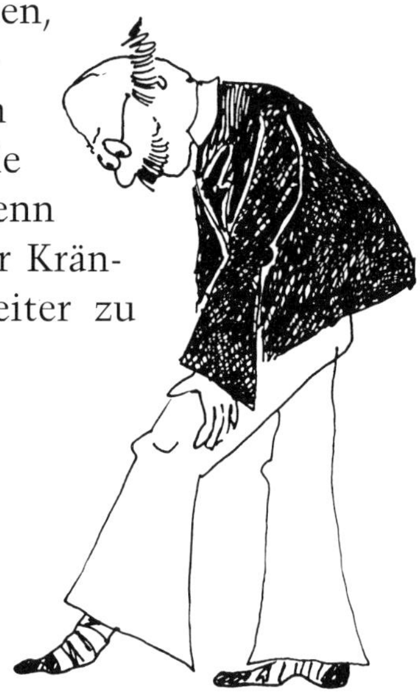

In das Erleben kommen

Stehen Sie! Stellen Sie Ihre Füße bequem (schulterbreit) nebeneinander – suchen Sie einen guten Stand-Ort.
Jetzt legen Sie die Hände auf dem Zwerchfell übereinander und spüren für zwei bis drei Atemzüge Ihr Einatmen und Ausatmen durch das Heben und Senken des Zwerchfells.
Öffnen Sie den Mund und lassen jedes Aus-Atmem hörbar ausströmen („Windmusik").
Mit dem jeweiligen Ausatmen streichen Sie mit den Händen an Ihrem Unterleib herab.
Verlängern Sie dies Abstreichen vom Bauch immer weiter nach unten
Bauch – Oberschenkel
Bauch – Oberschenkel – Knie
Bauch – Oberschenkel – Knie – Waden
und verstärken dabei Ihre Windmusik mit einem
Eeee, *dann*
Oooo, *dann*
Uuuu, *dann*
Aaaa
Richten Sie sich auf und singen Sie jetzt Vokale Ihrer Wahl frei hinaus … Ihre Seele legt dabei die ganze Zeit ab – in Richtung Mutter Erde.

Transfer in ganz andere Welten

Im Urlaub an einem einsamen Sandstrand, einer einsamen Wiese oder auf einem Berg, wo Sie besonders Schönes mit sich erleben können: Freisingen! Irgendwo zwischen Urschrei, dem Vibrato des Opernsängers in Ihnen oder dem Country-Sänger in Texas oder Südirland!

Freisingen klingt nicht nur ähnlich wie Freischwimmen – es wirkt auch so, wie wenn Sie wirklich frei in einem Wasser schwimmen.

Ein-Personen Marionetten-theater

Motto: Größer als Friedrich der Große

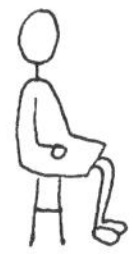

23

Sie brauchen dazu

- Ihren bequemen Stuhl, zwar einen mit Arm- und Rückenlehne, aber waagerechter Sitzfläche für den „rechten Sitzwinkel"
- möglichst eine Ecke, in der Sie sich allein fühlen können – oder Nachbarn haben, die selbst die Pause für ihren Körper und die mentale Erholung nutzen.

Einstimmende Information

Eine unserer Dozentinnen in der Lehrerausbildung gab uns den Tipp der „Gegenteiligen Körperhaltung", den sie etwas pseudowissenschaftlich „GKH" nannte. Wenn wir uns in der täglichen Berufspraxis vor dem Unterricht schlapp und müde fühlen – dann kurz vor der Klassentür den „äußeren Ruck" geben und besonders aufrecht, zügig, „forsch" den Raum betreten, in dem meist schon mehrere Augenpaare auf einen warten und darauf, wie „die oder der heute so drauf ist" (was den Spiegeleffekt bei unseren SchülerInnen auslöst, so oder so).

Tatsächlich wirkte die „Gegenteilige Körperhaltung" (GKH, die wir aufgrund des Vornamens der Dozentin in „Gabrieles Körper-Haltung" umtauften) prima.

Einmal weil Gabriele selbst einen auffallend drahtigen und entsprechend ansteckenden Körperausdruck pflegt und zweitens, weil wir von anderer Seite, der der Psychologie, lernten, wie die seelische Haltung tatsächlich einer neuen, gegenteiligen Körperhaltung folgt. Und umgekehrt.

Mediziner wie Janos Winkler und Renè Cailliet stimmen denn auch überein in dem Lehrsatz: „Auf die Stimmung wirkt auch der Körper ein“ (und nicht nur die Welt der psychisch-mentalen Behandlungs- und Selbstbehandlungskonzepte).

Der „rectus capitus anterior“, ein Muskel am oberen Ende der Wirbelsäule, spielt dabei für unsere (Kopf-)Haltung eine Führungsrolle, um eine gesunde Führungshaltung für uns und andere einzunehmen und körperlich einnehmender zu wirken als eben Friedrich der Große.

Friedrich der Große war gichtkrank, hatte aber auch schlechte orthopädische Berater und wirkte zusammengezogen wie ein Flitzebogen. Gabrieles (gegenteilige) Körperhaltung (GKH) und ihr nachfolgendes „Ein-Personen-Marionetten-Theater“ führen zum Gegenteil.

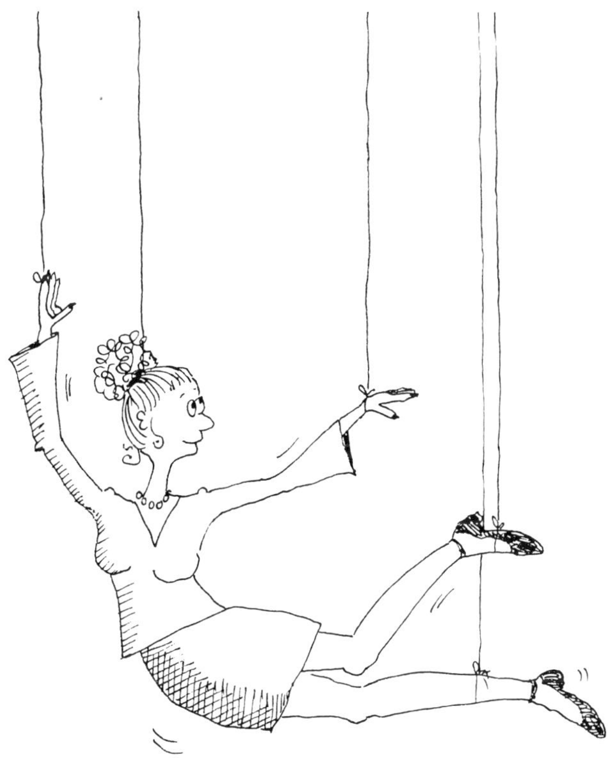

In das Erleben kommen

Setzen Sie sich „zurecht", d. h. in einen möglichst rechten Sitzwinkel und stellen Sie sich eine Marionette vor, deren Körper leicht von oben und jetzt nach oben gezogen wird. Vielleicht ist Ihnen das Bild lieber, dass Ihr „Scheitel sich zur Decke streckt".

Jetzt legen Sie beide Hände um Ihren Kopf und zwar so, dass die Daumen hinter den Ohrmuscheln anliegen und die anderen Finger bequem den Schädel umgreifen.

Sagen Sie „Ja" mit den Händen („Marionetten-Nicken"): Schieben Sie den Kopf mittels Halsbewegung nach vorne und hinten und wiederholen Sie diese Richtung ca. fünf Male. Bequem soll die Bewegung sein, jedoch an die „Grenzen der Bequemlichkeit" gehen. Knirschen und Knacken sind normale Geräusche, die von den „erledigten Ablageresten" unserer Gelenke stammen.

Jetzt „Neinsagen mit den Händen": etwa fünf Male mit den Händen den Kopf von links nach rechts und zurück drehen.

Jetzt abwechseln: Ja-Sagen und danach Nein-Sagen (zwei Male).

Steigerung

Wiederholen Sie die Übung – im Stehen. Hauptsache: „Stehens bequem!"

Dabei strecken Sie die Rücken- und Halswirbelsäule mehrmals in beiden Extremrichtungen durch:

„Brust raus, Bauch rein" („Endlich Schützenkönig sein")

und dagegen

„Brust rein, Bauch rein" („Friedrich der Große").

Wiederholen Sie diese „Gegenteiligen Körperhaltungen" und erspüren Sie, wann Ihr Kopf eine für Sie bequeme und aufrechte Mittelhaltung erreicht hat. Bleiben Sie eine kleine Zeit so stehen und lassen Sie Ihr Körpergedächtnis diese Haltung in Ruhe speichern (das macht es ganz von selbst).

Diese Haltung wäre vielleicht Ihre „Gegenteilige Körperhaltung", Gabrieles GKH, wenn Sie das nächste Mal vor einer Klassentür Haltung brauchen.

Transfer in Gruppen/Klassen

Macht (mir immer) Spaß – besonders auch, wenn Sie Spiegel aufstellen oder „Video-Monitoring" durchführen.

Transfer ganz woandershin

Wie sehr Stimmung und Stimme zusammenhängen und damit auch Stimme und Körperhaltung können Sie beim Telephonieren testen: Kaum dass Sie sich aufrichten beim Telephonieren, „strafft" sich auch Ihre Stimme (und umgekehrt!). Denselben Zusammenhang werden Ihre Schüler merken, wenn Sie die „GKH" so oder so ändern – sie merken es an Ihrer Stimme.

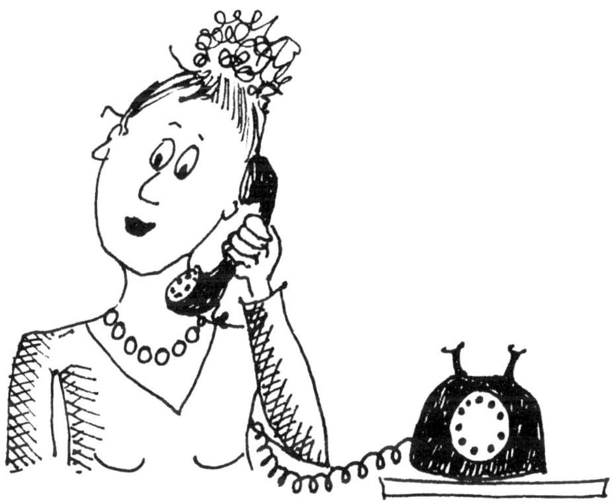

Selbst-Streicheleinheiten

Motto: Seien Sie sich Ihr nächster Masseur

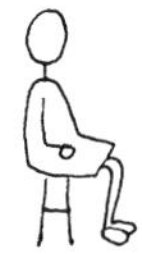

24

Sie brauchen dazu

- 5 Minuten und einen guten Ort, an dem Sie nicht nur allein sind, sondern sich auch so fühlen können
- falls Sie Brillenträger sind: Brille ablegen.

Einstimmende Information

Massage durch einen anderen ist neben der Hinführung der Wahrnehmung auf den eigenen Körper immer auch gleichzeitig Fremdwahrnehmung: die Wahrnehmung des massierenden Partners.

Die nachfolgende Übung lenkt im Rahmen Ihrer Selbstmassage Ihre Wahrnehmung verstärkt auf den eigenen Körper und seine ihm ganz eigenen Empfindungen (Propriozeption). Belohnen Sie sich mit der Übung einmal selbst, indem Sie sanft mit sich umgehen und Sanftheit meint: Bewusstheit gegenüber Ihrer Eigenberührung, gegenüber Ihren Selbst-Streicheleinheiten.

Transfer in Klassen/Gruppen

Macht viel Spaß, wenn diese „Eigenliebe" zur „Du-Liebe" wird, setzt jedoch genügende Kohäsion (Wir-Gefühl) voraus.

Die TeilnehmerInnen können diese Übung entweder als Paare erleben. Einer sitzt hinter dem anderen und krault.

Oder Sie bilden einen Kreis, in dem alle hintereinander stehen oder sitzen und dem vorderen Menschen die Streicheleinheiten widmen.

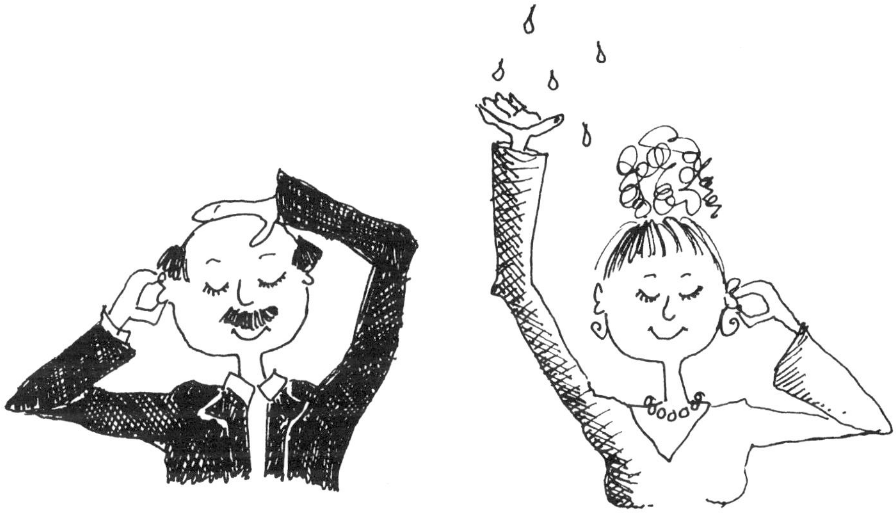

In das Erleben kommen

1) Setzen Sie sich bequem hin – diesmal ruhig „gemütlich". Nur die Arme und Hände sollen mobil sein.

Atmen Sie ohne Anstrengung aus
und ein
und weiter

und verscheuchen Sie keine Gedanken oder Gefühle –
erlauben Sie vielmehr allem zu kommen,
vielleicht ein bisschen zu bleiben – und wieder zu gehen.

Sagen Sie sich mit Ihrer inneren Stimme:
„Jetzt mache ich mir eine kleine gute Zeit -
so gut wie jetzt eben möglich".

2) Streichen Sie mit den Fingerkuppen an Ihren „Außenohren" entlang,
fühlen Sie dem „Profil" Ihres Ohres nach,
indem Sie es außen umrunden.

Auch unsere Ohren sind unverwechselbar,
einzigartig in Aussehen und Aufnahmekräften.

Hin und zurück streichen Sie die Ohren-Profile.

3) Jetzt streichen Sie mit den Fingern
von den Ohren
über die Wangen
nach oben auf die Schädelmitte.

Streichen Sie Ihren Kopfscheitel entlang
von der Mitte ausgehend nach vorne zur Stirn

dann nach hinten,
bis unten an den Hinterkopf.

Dort läuft die Fontanelle entlang, verdeckt durch Ihre Kopfhaut und das Haar.
Als wir geboren wurden, war diese „Kopf-Naht" noch offen.

Streicheln Sie sich an dieser Linie entlang, mit deren Schließen Sie damals erste Reifungen erlebten.

Denken Sie an kleine Regentropfen
und lassen diese mit Ihren Fingern auf der weiteren Wanderung
über Ihren Kopf regnen
von vorne nach hinten und zurück.

Jetzt lassen Sie die Finger von der Schädelmitte
wieder seitlich herab zu den Ohren regnen
und wandern mehrere Male auf und ab.

Behandeln Sie jetzt Ihre Augenbrauen –
auch eine vergessene Landschaft im Gesicht,
die so viel Empfindung hat!

Schließlich kämmen Sie sich mit den Fingern
und erinnern sich vielleicht, dass nicht nur in der uns verwandten Säugetierwelt
Haarekämmen und Zupfen und Kraulen
Zeichen von Zuwendung sind.

Die Zuwendung, die Sie sich selbst widmen,
ist ebenso wichtig wie die anderer
Ihnen gegenüber.

Wir lernten in unserer Entwicklung erst,
dass wir geliebt werden (hoffentlich).
Das war die Voraussetzung dafür, dass
wir uns selbst lieben lernten.

Und diese Selbstliebe erst
ist die Voraussetzung dafür,
dass uns andere lieben können.

Arme-Pendeln

Motto: Etwas lassen lassen

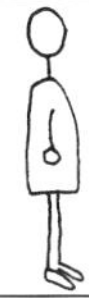

25

Sie brauchen dazu

- 5 Minuten
- einen Ruheraum, in dem Sie unbeobachtet stehen können – oder mit anderen zusammen pendeln.

Einstimmende Information

„Loslassen“ ist ein Begriff, der in Entspannungsrepertoires meist mit Leistungsbegriffen gepaart wird: Loslassen lernen, Loslassen können.

Und auch wenn Entspannung eine Kunst ist, die heutzutage gelernt werden muss: Alle Übungen, in denen wir das Loslassen üben, bedeuten wirklich „nur“: Das „Lassen“ wirken lassen.

In dieser Übung die Arme.

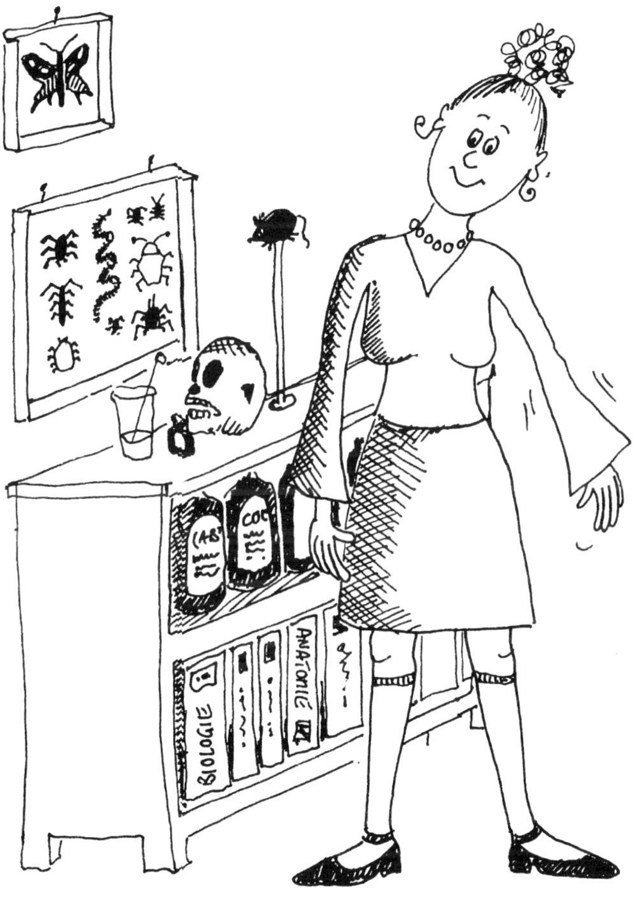
ANATOMIE
BIOLOGIE

In das Erleben kommen

1) Nehmen Sie einen Ihnen bequemen Stand-Ort ein: schulterbreiter Fußabstand zum Beispiel.

2) Fixieren Sie mit Ihrem Blick einen Ihnen angenehmen Punkt, ein Bild, einen Wandausschnitt, eine Blume.

3) Neigen Sie eine Schulter ein wenig zur Seite,
und l a s s e n den Arm da, wo er ist:
Sie lassen den Arm hängen.

Mit der anderen Hand streichen Sie einmal
den herabhängenden Arm von oben ab
bis in die Handmuschel
und an die Fingerspitzen.

Und jetzt geben Sie mit dieser Streichelhand
dem Pendelarm einen kleinen Schubs weg vom Körper.

Vielleicht „pendelt" der Arm jetzt schon,
d. h. er schlenkert ein bisschen in verschiedene Richtungen,
die Sie nicht beeinflussen.

Ggf. wiederholen Sie dies:

Seitliches Neigen der Schulter,
Hängenlassen des Arms,
nichts daran tun,
mit der anderen Hand diesen Arm
von oben bis zur Hand abstreichen.

Der kleine Schubs nach außen
und weiter pendeln l a s s e n.

4) Bedenken wir einmal dies schöne, alte Wort „un-willkürlich",
das ist: Etwas geschieht (in Ihrem Arm) ohne Willen, von selbst.

Und neigen Sie sich zur anderen Seite

und wiederholen dies mit der anderen Schulter
und dem Arm:

Hängenlassen,
mit der anderen Hand abstreichen,

der kleine Schubs nach außen,
pendeln lassen.

5) Wechseln Sie etwas rascher ab:
Neigung zur einen Seite und Armpendeln dort,
Neigung zur anderen Seite und Armpendeln dort.

6) Beugen Sie sich etwas mit dem Kopf und dem Oberkörper nach vorn,

betrachten Sie Ihre beiden vor Ihnen herabhängenden Arme und Hände

und geben Sie den Schultern einen kurzen kräftigen Ruck.

Schauen Sie auf die Hände,
wie diese jetzt pendeln,
auspendeln,
bis zur Ruhelage.

Und wiederholen Sie dieses:

Schulterschlenkern,
Pendelnlassen beider Arme und Hände.

7) Zum Schluss recken Sie sich nach oben
so hoch Sie können,
vielleicht gähnen Sie jetzt,
wie wenn Sie sich morgens recken,

und lassen jetzt die hochgestreckten
Arme und Hände

mit einem „Uff" o. ä. fallen.

Seien Sie Abrahams Schoß

Motto: Liegen Sie sich innerlich rund

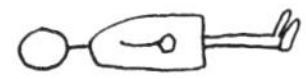

26

Sie brauchen dazu

- 5 Minuten
- einen Raum, in dem Sie allein sind
- eine bequeme Rückenlage d. h. einen liegefreundlichen Boden.

Einstimmende Information

Das alttestamentliche Bild von Abrahams Schoß ist nur in der Mythe an einen Mann und an dessen Leibesmitte gebunden. Es meinte zu allen Zeiten für Männer wie Frauen, ganz junge und ganz alte Menschen immer einen Liegezustand, in dem wir dem gesättigten Zustand eines Säuglings (Homöostase) am nächsten kommen. Vor allem, wenn dieser nach der Sättigung auch noch Streicheleinheiten erhält, die den Sitz der Seele (je nach Kulturkreis irgendwo zwischen Unterbauch und Herz) noch komfortabler gestalten.

Die nachfolgenden Übungsschritte sind Möglichkeiten, dass Sie sich diesen Zustand – annähernd – selbst gestalten.

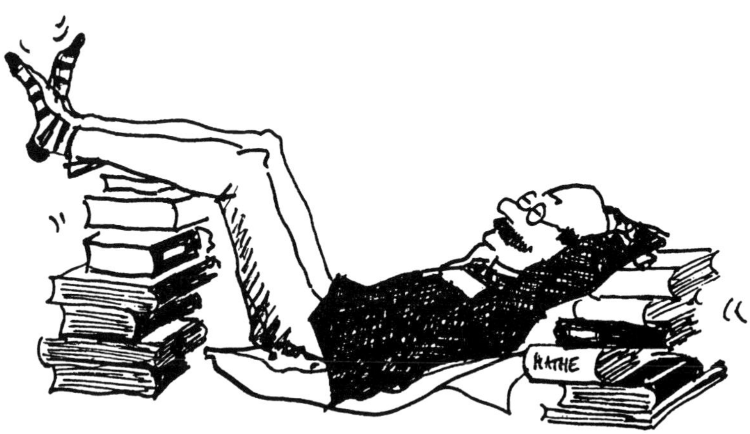

In das Erleben kommen

1) Begeben Sie sich in eine Ihnen bequeme Rückenlage. Konzentrieren Sie Ihren Blick dabei auf einen Ihnen angenehmen Ausschnitt an der Decke oder – wenn Ihnen da nichts angenehm erscheint – nehmen Sie die Brille ab und nehmen in Ihren inneren Blick eine Perspektive auf einen angenehmen Ort oder auf ein Ihnen nahes Gesicht. Letzteres zeigt Ihnen auch die Welt, die diejenige ausgleicht, in der Sie sich gerade befinden (vermutlich der Ort Ihres beruflichen Handelns).

Kreuzen Sie dann auf Ihrem Brustkorb die Arme und lassen die Hände kurz auf den Schultern ruhen. Dann streichen Sie Ihre Hände sanft und langsam von den Schultern über den Leib abwärts bis zu den Knien.

Wiederholen Sie diese Bewegung und steigern Sie langsam das Tempo, behalten die „Kraft der Sanftheit" aber bei.

Beenden Sie dieses Streichen wieder langsam werdend.

2) Dann legen Sie eine Hand auf die Mitte Ihres Brustkorbes und kreisen von dort in immer größer werdenden Kreisen – bis zu den Schultern bzw. dem Bauch. Das Gleiche tun Sie mit der anderen Hand und in entsprechend anderer Richtung des Kreisens.

3) Mit einer Hand umkreisen Sie Ihren Bauchnabel – den Ort, wo in den ältesten Kulturen die Seele, das Sonnengeflecht wohnt – auch in größer werdenden Kreisungen.

4) Abschließend lassen Sie Ihre beiden Hände auf dem Bauch ausruhen und spüren Ihrem Atem nach – nur nachspüren, nichts verändern wollen.

Steigerung

Sie können die Empfindungen an sich und in sich steigern, wenn Sie Ihr Ausatmen durch leise Summtöne hörbar machen; durch Töne, die Ihnen bequem entgegenkommen.

Pyramiden-Atmen

Motto: Ein Alleskönner

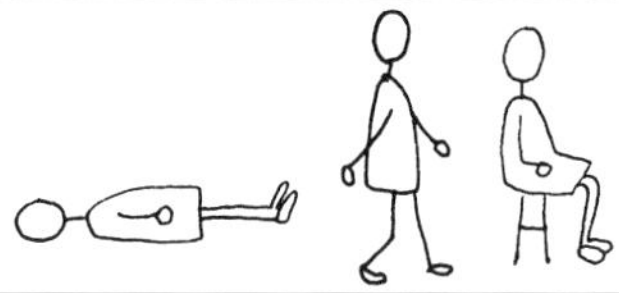

27

Sie brauchen dazu

- eine ruhige Ecke für Ihr Erholungs-Liegen oder -Sitzen
- oder einen ruhigen Weg beim Gehen.

Einstimmende Information

Der ursprüngliche Ideenauslöser dieser Übung empfahl sie gegen Allerlei, gegen Stress, gegen Depression, gegen Phobien, gegen Suchtprobleme.

Das Pyramiden-Atem nutze nach vielen guten Erfahrungen „für" etwas: für Ent-Stressung, für emotionale Stabilität, für frische Konzentration und damit Kreativität.

Die Takte in der Musik stammen von den Maßen unserer Schritte: Zweier- und Vierertakte halten den Körper auf dem Boden unserer Mutter Erde (denken Sie an Märsche, an Wanderlieder). Dreiertakte und Verwandte lassen ihn kurzfristig „abheben" (denken Sie an Wiener Walzer).

Das Atmen und Zählen in der nachfolgenden Übung macht sicher und beweglich, gibt Bodenhaftung und Freiheit. Apropos Bodenhaftung: Takt stammt von griech. = taktein = berühren. „Takt-voll" können wir nicht nur zu anderen sein, sondern mittels solcher „Takt-Übung" wie dieser können wir auch taktvoll zu uns selbst sein.

In dieser Übung wird auch die dritte Atemzeit bewusst gestaltet: Die kleine Zeit nach dem Ausatmen (das „Innehalten" sagten die alten Griechen und sagen neue Therapeuten).

In das Erleben kommen

Im Liegen oder Sitzen dirigieren Sie sich und damit das Atmen mit einer Hand, die ein ruhiges Tempo schlägt – als wenn Sie ruhige Schritte schreiten würden. Im Gehen geben Ihre Schritte die Ruhe.

Jetzt atmen Sie wie folgt:
- 2 Takte (Schritte, Handtakte) einatmen, 2 Takte ausatmen
- 2 Takte „Innehalten", also ausgeatmet bleiben (bzw. dabei weitergehen)
- 3 Takte einatmen, 3 Takte ausatmen
- 3 Takte „Innehalten" (ausgeatmet bleiben bzw. dabei weitergehen)
- 4 Takte einatmen, 4 Takte ausatmen
- 4 Takte „Innehalten".

Jetzt die Pyramide abwärts:
- 3 Takte einatmen, 3 Takte ausatmen
- 3 Takte „Innehalten" (ausgeatmet bleiben bzw. dabei weitergehen)
- 2 Takte einatmen, 2 Takte ausatmen
- 2 Takte „Innehalten".

Versuchen Sie hiernach zu erhöhen – auf 5 Atmungsphasen zu gelangen. Bequem und wohlig soll es sein:
2–3–4–5–4–3–2.

Wenn Ihnen dies gut tut, auf 6 gehen, jetzt ruhig an die „Grenze atmen":
2–3–4–5–6–5–4–3–2.

Variante

Statt an der Stätte einer Erholung für Sie ist die Übung auch wunderbar geeignet für bisher so nutzlose Zeiten wie beim Warten in der Einkaufsschlange, im Flughafen, beim Kilometerfressen im Auto.

frei nach „simplify your life", Jan. 2000, www.simplify.de

Bibliographie (Auswahl für Praktiker)

Von Hans-Helmut Decker-Voigt sind erschienen und lieferbar:

„Aus der Seele gespielt," Eine Einführung in Musiktherapie, Goldmann, Mosaik, München 2000 und Tokyo 2001

„Mit Musik ins Leben", Klänge in Schwangerschaft und früher Kindheit, Eine Einführung für Eltern und solche, die es werden wollen, Ariston/Hugendubel, München 2000 und Seoul 2002

„Spiele mit Musik", Zum Sensibilisierungs-und Wahrnehmungstraining in der sonderpädagogischen Praxis, Persen, Hamburg

„Musik als Lebenshilfe", Teil A und B, 42 Spiele aus dem Vorfeld der Musik zum Einsatz im Schnittfeld zwischen Therapie und Pädagogik, Eres Edition, Lilienthal/Bremen

Energon – vier Doppel-CD-Produktionen mit Handbuch zu den Themen „Selbsthilfe beim Älterwerden", „Selbsthilfe bei Herz-Kreislauf-Problemen", „Selbsthilfe bei Tinnitus", Polymedia/Universal 1999

Weitere Informationen über die Arbeit des Autors und weitere Veröffentlichungen:
s. www.decker-voigt-archiv.de und www.musik-und-gesundsein.de